VIRUS Y BACTERIAS
PANDEMIAS
que han asolado el mundo

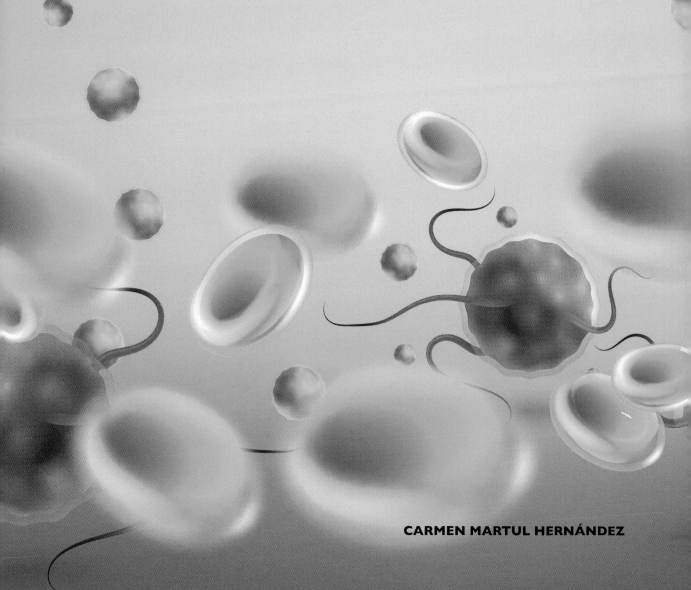

CARMEN MARTUL HERNÁNDEZ

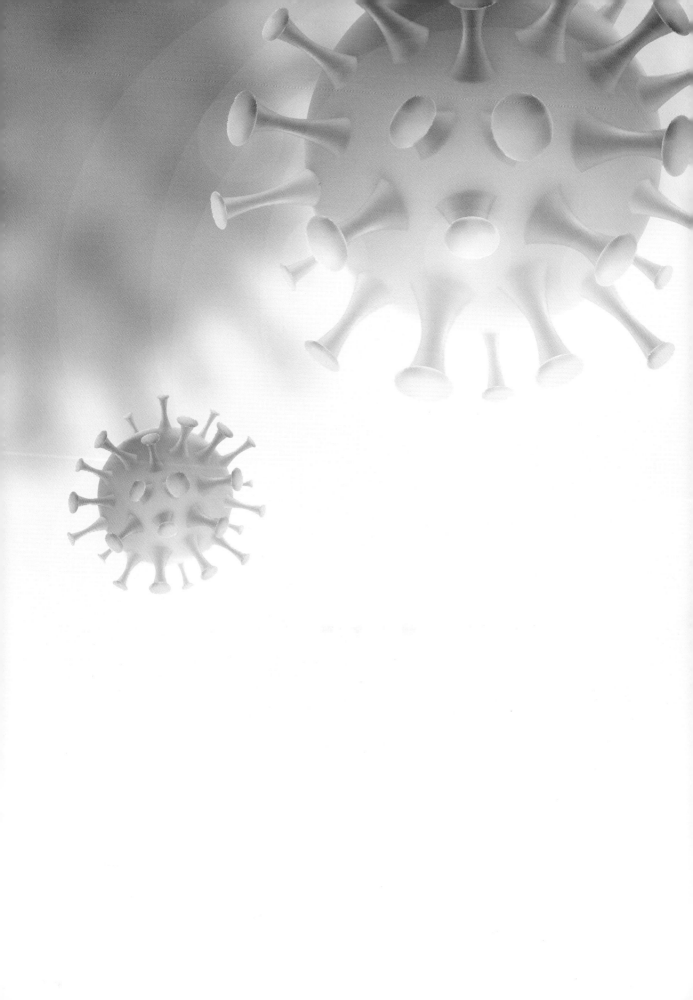

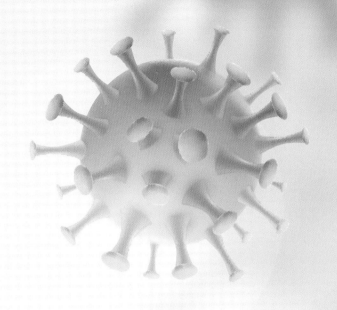

VIRUS Y BACTERIAS PANDEMIAS

que han asolado el mundo

CARMEN MARTUL HERNÁNDEZ

LIBSA

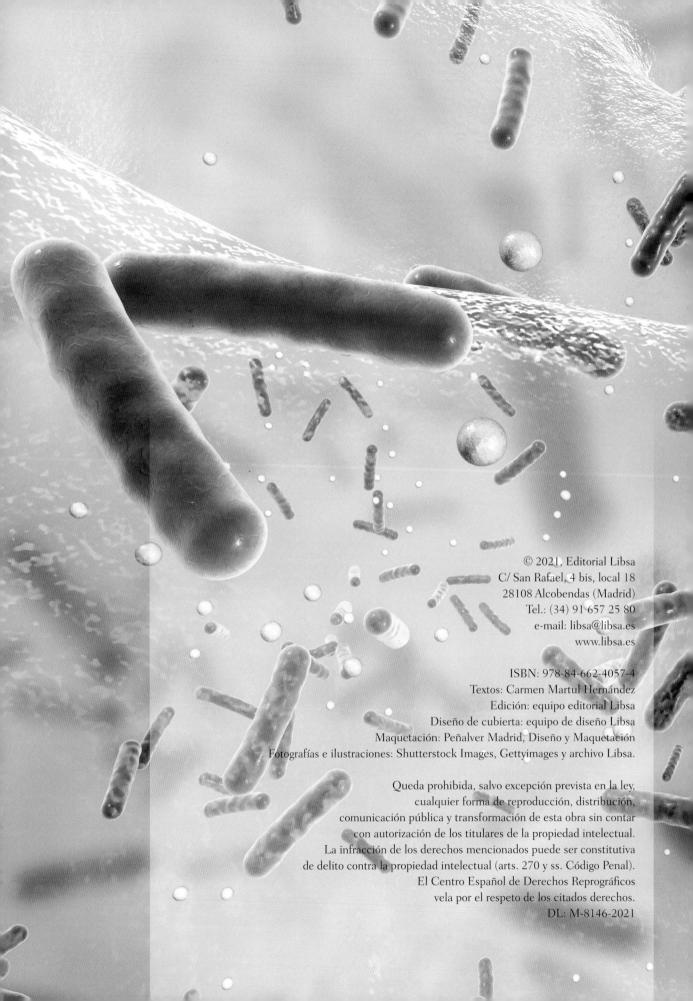

© 2021, Editorial Libsa
C/ San Rafael, 4 bis, local 18
28108 Alcobendas (Madrid)
Tel.: (34) 91 657 25 80
e-mail: libsa@libsa.es
www.libsa.es

ISBN: 978-84-662-4057-4
Textos: Carmen Martul Hernández
Edición: equipo editorial Libsa
Diseño de cubierta: equipo de diseño Libsa
Maquetación: Peñalver Madrid, Diseño y Maquetación
Fotografías e ilustraciones: Shutterstock Images, Gettyimages y archivo Libsa.

DL: M-8146-2021

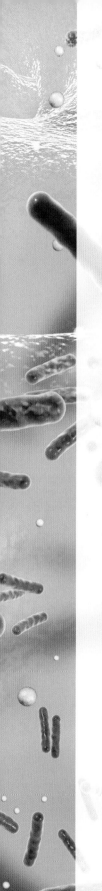

CONTENIDO

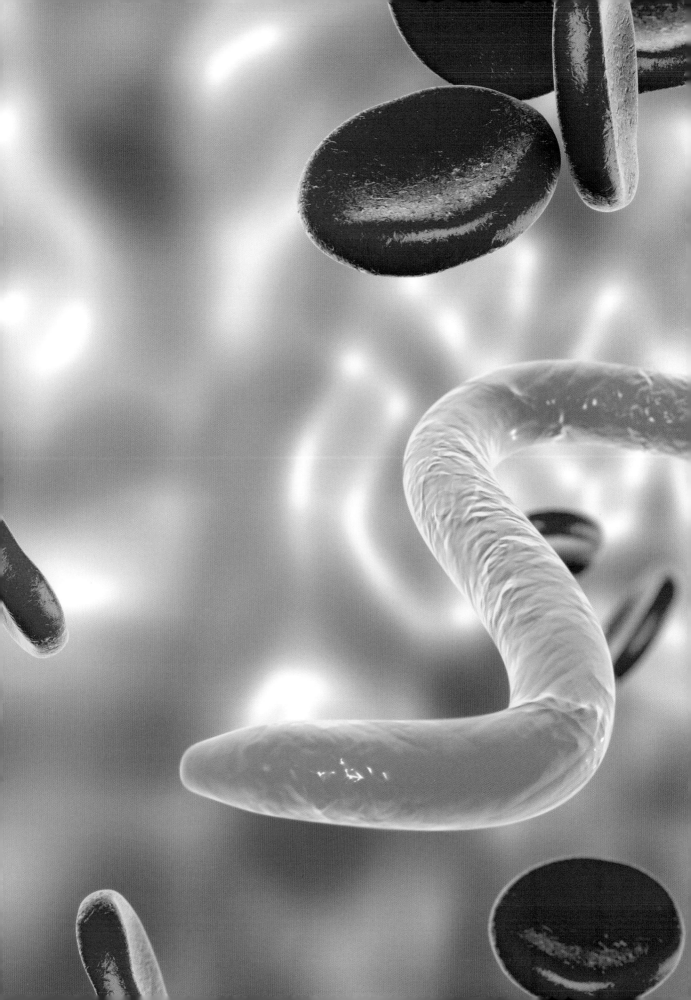

PRESENTACIÓN

En el mes de septiembre de 2019, un informe de la Organización Mundial de la Salud alertaba sobre el riesgo creciente de que el mundo volviera a sufrir una pandemia, como la de peste negra de 1346 o la de gripe española de 1918, que se saldaron con 200 millones y 50 millones de fallecidos respectivamente. Por desgracia, la predicción de aquel informe de la OMS se cumplió solo tres meses más tarde, cuando se recibió la primera notificación sobre un tipo de síndrome respiratorio grave, al que se denominó COVID-19, producido por un nuevo virus, el SARS-CoV2. Desde entonces, nos vimos inmersos en una pandemia de unas proporciones nunca vistas que aún tenemos muy recientes.

Por supuesto, esta no ha sido la primera gran epidemia mortal que ha sufrido la humanidad a lo largo de su historia, ni tampoco será la última. Pero una de las diferencias entre aquellas primeras pandemias y esta y otras de los 20 últimos años, como el síndrome de inmunodeficiencia adquirida (SIDA), la fiebre del Zika o el MERS, es la rapidez y el alcance de su dispersión. Vivimos en un mundo global que ha eliminado muchas fronteras y la interacción humana entre territorios muy alejados es habitual y continua. Pero en esa interacción, en esos viajes poblacionales, no solo se desplazan las personas; con ellas viajan también otros pasajeros invisibles, los virus y las bacterias.

Este libro pretende reflejar cómo ha sido la relación entre el ser humano y la enfermedad a lo largo de los siglos. Para entenderlo mejor, incluye una primera parte en la que se explican las características y el modo de acción de los principales agentes patógenos, sus mecanismos de interacción con el organismo humano y la importancia que la prevención y las vacunas adquieren en la lucha contra la enfermedad.

En la segunda parte del libro se explican las características microbiológicas, sanitarias y sociales de algunas de las enfermedades infecciosas que han originado las peores pandemias que ha sufrido la humanidad.

Hay que tomar conciencia de que el ser humano es vulnerable, que está expuesto a la enfermedad y el dolor, y para paliar esos efectos es necesaria una mayor inversión en investigación científica y médica y en el refuerzo de la atención sanitaria. Cualquier avance en esos aspectos, redundará en beneficio de todos.

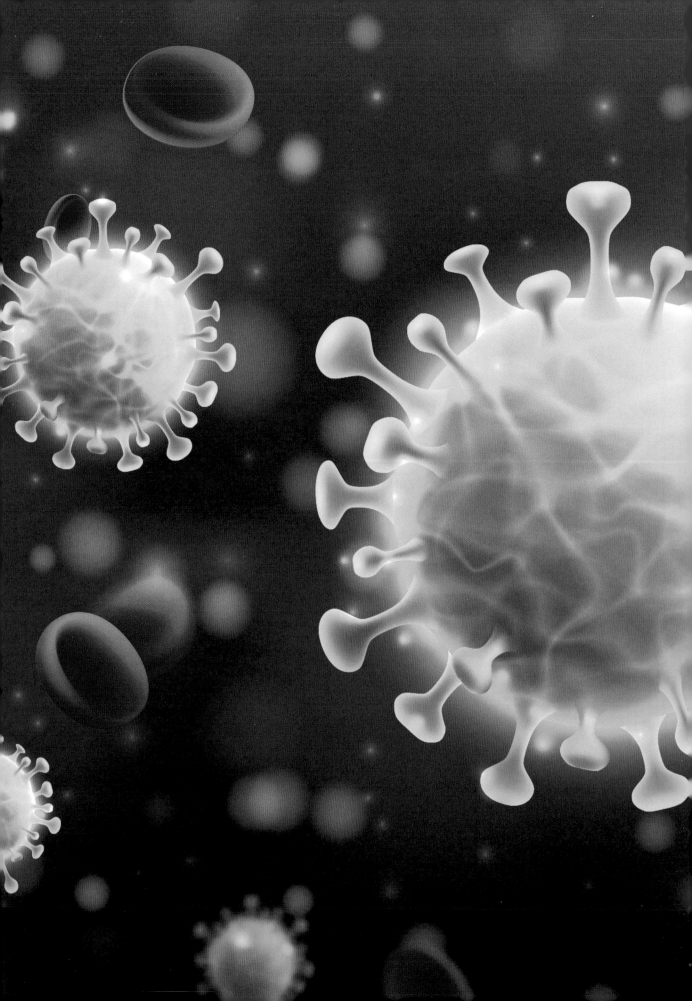

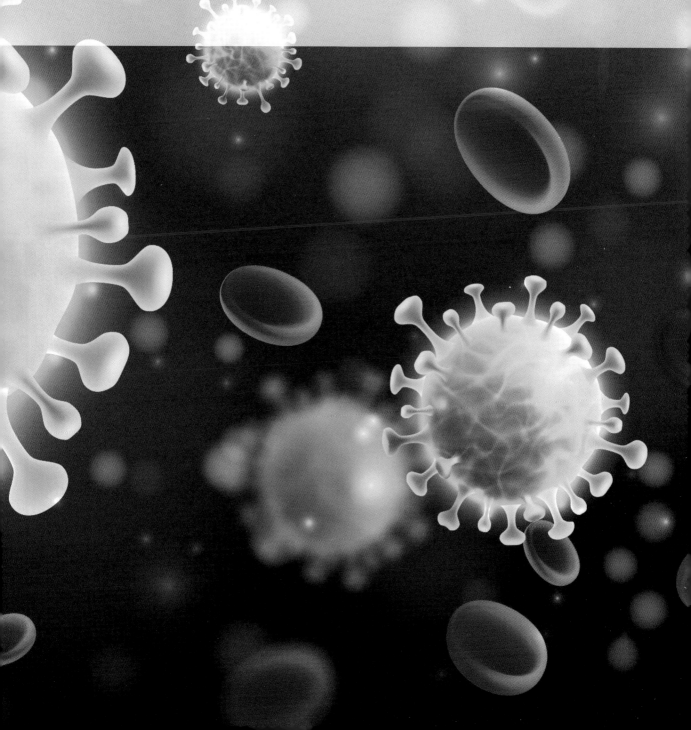

EPIDEMIOLOGÍA

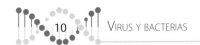

Descripción, características y ciclos de la enfermedad

La lucha del ser humano contra el dolor y la enfermedad ha sido una constante a lo largo de los siglos. Lo que ha ido variando en el tiempo ha sido la forma de hacer y enfocar esa lucha, desde la magia y la adivinación practicadas durante la Prehistoria hasta la medicina moderna, con sus avances en diagnóstico, tratamientos y prevención.

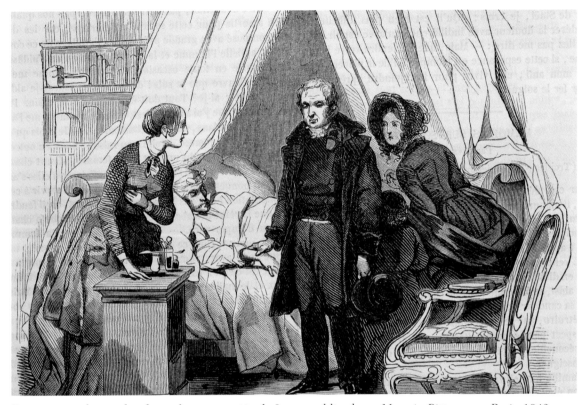

Doctor visitando a un hombre enfermo, creación de Lamy, publicado en *Magasin Pittoresque*, París, 1843.

EL CONCEPTO DE ENFERMEDAD

En términos biológicos y médicos, la enfermedad es la interacción entre un ser vivo o huésped y un microorganismo patógeno o parásito que conduce al daño del primero. Y no es la enfermedad la que se transmite de una persona a otra, sino el agente patógeno.

La idea de que los microorganismos podían causar enfermedades no pudo llegar a demostrarse hasta 1845, cuando M. J. Berkeley (1803-1889) aportó la primera prueba de que un moho era el causante de la plaga conocida como tizón de la patata. Posteriormente, los descubrimientos del médico austríaco I. Semmelweis (1818-1865) y el cirujano británico J. Lister (1827-1912)

aportaron las evidencias necesarias para reconocer que los microorganismos también eran los responsables de las enfermedades humanas. Finalmente, los trabajos del médico y microbiólogo alemán Robert Koch (1843-1910), al descubrir el bacilo causante de la tuberculosis y el del cólera, asentaron definitivamente la teoría microbiana de la enfermedad.

Es importante hacer hincapié en que no todas las enfermedades tienen su origen en microorganismos, pues muchas son hereditarias y otras debidas a deficiencias en la dieta o a influencias nocivas del ambiente. Pero las que nos ocupan en este libro, que son las causantes de epidemias y pandemias, son las enfermedades infecciosas y contagiosas, que siempre tienen un origen microbiano.

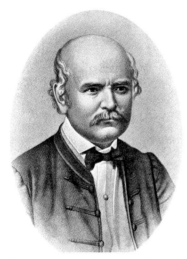 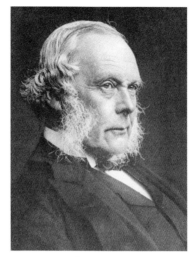 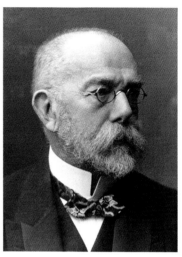

Tres de los nombres más destacados, aunque no los únicos, en el ámbito de la investigación médica de la enfermedad fueron Ignaz Semmelweis (izquierda), Joseph Lister (centro) y Robert Koch (derecha). Lograron probar la naturaleza infecciosa de algunas enfermedades y defendieron la importancia de la asepsia en el tratamiento de los pacientes.

LA ENFERMEDAD INFECCIOSA Y SU PROCESO

Para que se produzca una enfermedad infecciosa, primero tiene que existir un agente patógeno, que puede ser una bacteria, un virus, un hongo o ciertos parásitos del grupo de los protozoos o los helmintos, y después, que ese patógeno logre invadir un huésped y multiplicarse en él, causándole daños de algún tipo.

Independientemente del agente, el proceso infeccioso se desarrolla siempre en una serie de etapas:

1. Contagio o transferencia del patógeno a un huésped. Esta fase puede llevarse a cabo a través de diferentes medios que se explicarán más adelante.
2. Desarrollo y establecimiento del patógeno en el lugar preciso de la infección.
3. Invasión y desarrollo en el cuerpo del huésped.
4. Establecimiento por el patógeno de unos focos de infección en los órganos del huésped que son su objetivo.
5. Producción de síntomas de la enfermedad.
6. Transmisión del patógeno a uno o más huéspedes, incluso a toda la población.

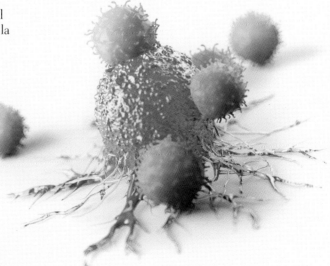

Cada agente patógeno tiene una forma característica de invadir el organismo y conseguir desarrollarse en su interior.

La duración de estas fases y el resultado de la infección variarán mucho en función de la capacidad invasora del patógeno y, sobre todo, del estado en el que se encuentre el huésped, es decir, de su capacidad para resistir o neutralizar al patógeno. En este sentido, los factores del huésped que pueden impedir o dificultar la infección son:

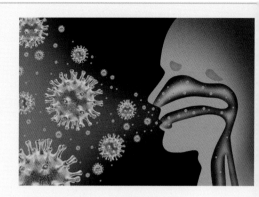

- El buen estado de la piel y las mucosas, que actuarán como primera barrera ante el ataque de un patógeno.
- El desarrollo de una respuesta inmunológica potente y con anticuerpos específicos para el agente patógeno en cuestión.
- La capacidad de desarrollar mecanismos no específicos de defensa, como puede ser la inflamación de la parte afectada.
- La sensibilidad a determinadas toxinas o productos dañinos que pueda producir el patógeno.

Para que un agente patógeno produzca una enfermedad infecciosa primero tiene que entrar en el organismo atravesando nuestras barreras externas y después debe resistir el ataque que desencadena el sistema inmunológico como respuesta a la invasión.

PRINCIPALES BARRERAS DEFENSIVAS

Para que se lleve a cabo la invasión del organismo por un patógeno, este primero debe cruzar una serie de barreras externas y después, vencer a las defensas internas del organismo.

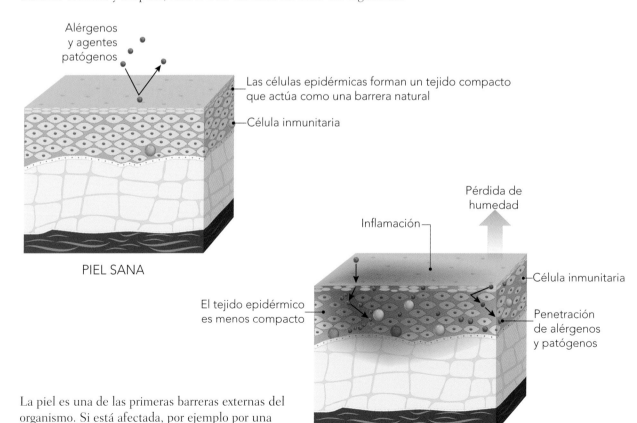

Alérgenos y agentes patógenos

Las células epidérmicas forman un tejido compacto que actúa como una barrera natural

Célula inmunitaria

PIEL SANA

Pérdida de humedad

Inflamación

El tejido epidérmico es menos compacto

Célula inmunitaria

Penetración de alérgenos y patógenos

PIEL CON DERMATITIS

La piel es una de las primeras barreras externas del organismo. Si está afectada, por ejemplo por una dermatitis, las bacterias y otros patógenos pueden penetrar más fácilmente.

- **Defensas naturales externas:** deben encontrarse en buen estado para que el patógeno no las pueda atravesar; las principales son:

  – Piel: es una barrera muy eficaz para detener el paso de agentes patógenos al interior del organismo. Su estructura celular en capas es tan compacta, que la vuelve infranqueable para algunas bacterias. Pero a fin de que esa protección sea más eficiente, debe conservar un grado de humedad adecuado. Si no así y esa capacidad se ve alterada, como en la dermatitis atópica (figura de página anterior), la piel se vuelve más vulnerable a la penetración de patógenos.
  – Mucosas: aquí se incluyen todas las que revisten las cavidades naturales del cuerpo (boca, nariz, etc.) y que están continuamente humedecidas. Segregan un mucus que, al ser expulsado al exterior, arrastra a las bacterias contaminantes.
  – Tos, estornudos, lágrimas y otros: secreciones o mecanismos que también ayudan a la expulsión de los patógenos.

- **Defensas naturales internas:** son barreras activas que encuentran los microorganismos después de haber atravesado las defensas naturales externas.

  – Respuesta inespecífica: es el primer mecanismo de defensa que pone en marcha el organismo para combatir una infección. Es una respuesta de tipo general, independientemente del tipo de patógeno del que se trate.
  – Respuesta específica o inmunitaria: es la que desarrolla el organismo para un patógeno específico.

SINTOMATOLOGÍA Y DIAGNÓSTICO DE LAS ENFERMEDADES INFECCIOSAS

La enfermedad infecciosa es la expresión clínica de un proceso infeccioso, traducida en un conjunto muy variado de síntomas. El principal de todos ellos es la fiebre, aunque no siempre esta se encuentra en una enfermedad infecciosa. También son habituales el malestar y un estado de decaimiento general. Pero, en realidad, el conjunto de síntomas y signos es tan variado que no puede establecerse un patrón general.

Por ello, ante la presencia de un caso sospechoso, y a fin de realizar un diagnóstico fiable, resulta imprescindible realizar una historia clínica completa del paciente en la que se incluya una exploración física, completa y minuciosa, que evalúe lesiones en la piel y los órganos sensoriales, adenopatías, exploración cardíaca, neurológica, genital y del sistema esquelético muscular. Posteriormente se pueden realizar pruebas generales (análisis de sangre y orina) y de radiodiagnóstico, y finalmente, un análisis microbiológico.

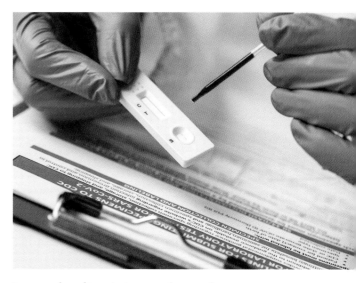

Las pruebas diagnósticas pueden ayudar a contener el avance de una enfermedad infecciosa y evitar que se extienda la epidemia.

ETAPAS DE UNA ENFERMEDAD INFECCIOSA

Habitualmente, toda enfermedad infecciosa pasa por tres etapas o estadios bien diferenciados y que, cronológicamente ordenados, son los siguientes:

- **Incubación**: es el periodo de tiempo comprendido entre la entrada del agente en el organismo hasta la aparición de los primeros síntomas. La duración de esta etapa es muy variable y depende de cada enfermedad.
- **Desarrollo**: durante este periodo es cuando aparecen los síntomas característicos de la enfermedad en cuestión.
- **Convalecencia**: etapa durante la cual el organismo va recuperando su estado normal, una vez vencida la enfermedad.

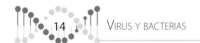

Agentes infecciosos y su patogenidad

Las enfermedades infecciosas suelen clasificarse según el tipo de agente patógeno que las provoque. Y una vez establecido el agente infeccioso, es muy importante conocer su patogenidad y su virulencia, ya que esos datos ayudarán a valorar la gravedad del proceso infeccioso.

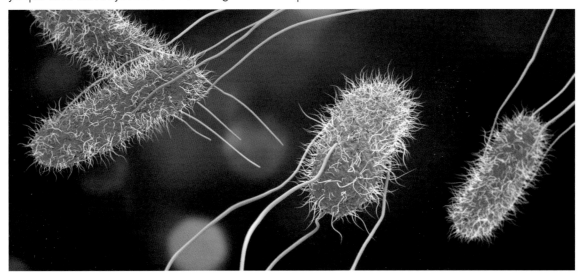

La bacteria *Salmonella typhimurium* es la causante más habitual de la salmonelosis alimentaria en los seres humanos. El tratamiento de esta enfermedad debe ser solo sintomático.

PATOGENIDAD MICROBIANA

Como ya hemos visto, para que un agente patógeno cause daños en el organismo, primero tiene que atravesar las barreras externas, después sobrevivir a los mecanismos de defensa del huésped y, por último, conseguir multiplicarse. Una vez logrado todo esto, el patógeno debe ser capaz de causar daños en el huésped. Precisamente, a esa capacidad que presenta un microorganismo para producir una infección se le denomina patogenidad microbiana.

Esa patogenidad o daño, que se manifiesta en los síntomas característicos de la enfermedad, se consigue por métodos muy variados, dependiendo del microorganismo del que se trate, aunque la mayoría lo logra con la producción de toxinas.

- **Exotoxinas**: son sustancias que el patógeno libera desde el punto de infección y que se difunden por el huésped, pudiendo llegar a partes del cuerpo muy alejadas del lugar de producción. La primera toxina de este tipo descubierta fue la producida por *Corynebacterium diphteriae*, el

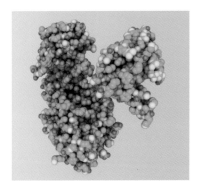

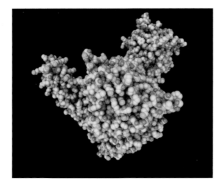

Estructura molecular de dos de las exotoxinas de acción patogénica más potente: a la izquierda, la de la difteria, producida por el bacilo de Klebs-Löffler (*Corynebacterium diphteriae*); a la derecha, la toxina del tétanos, producida por *Clostridium tetani*.

agente productor de la difteria. Se trata de una toxina de acción muy potente: bastan de 200 a 400 moléculas para causar la muerte de una célula. Todos los síntomas que presentan los enfermos de difteria son debidos a esa sustancia tóxica.

- **Endotoxinas**: son sustancias que están englobadas dentro de las células del patógeno y que solo se liberan cuando se rompe la membrana de esas células y queda libre su contenido. Este tipo de toxinas son típicas en las bacterias del género *Salmonella,* causantes de las salmonelosis y las fiebres entérica, tifoidea y paratifoidea.

Pero la patogenidad no siempre es debida a la acción directa de las toxinas producidas por el microorganismo, sino a una respuesta alérgica del huésped a esas sustancias. Es el caso, por ejemplo, de la tuberculosis.

VIRULENCIA MICROBIANA

Con este término se hace referencia a la capacidad relativa de un microorganismo patógeno para causar enfermedad, es decir, es una forma de cuan-

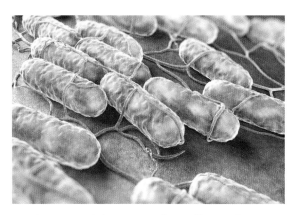

Las bacterias del género *Salmonella* se adhieren a las membranas de las células y les «inyectan» proteínas que inducen a la célula a incorporarlas en su citoplasma.

tificar la patogenidad. La virulencia depende de la capacidad invasiva del patógeno y de su toxigenidad. Por ejemplo, la bacteria que produce el tétanos, *Clostridium tetani,* es muy poco invasiva, ya que raramente se la encuentra en un lugar del cuerpo diferente a la herida donde se depositó, pero su toxigenidad resulta elevadísima, ya que produce una toxina muy potente que se difunde a cualquier parte del organismo.

PRINCIPALES AGENTES INFECCIOSOS

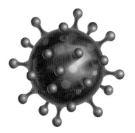

VIRUS

Muy peligrosos para el ser humano, con un tamaño muy inferior al de las bacterias y que precisan de otro ser vivo para desarrollarse.

BACTERIAS

Son los microorganismos más abundantes, tienen formas muy variadas y tamaños entre 10 y 100 veces inferiores al que tiene un grano de polen.

PROTOZOOS

Son unos agentes infecciosos muy habituales en los países en desarrollo y causan graves enfermedades con elevada mortalidad.

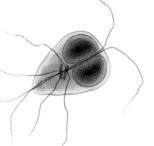

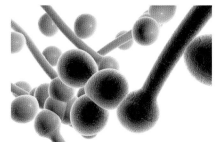

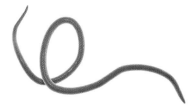

HELMINTOS

Gusanos parásitos con un ciclo vital muy complejo que suele necesitar de un huésped intermedio antes de llegar al definitivo.

HONGOS

Pueden causar infecciones superficiales, que afectan a la piel, el pelo y las uñas, o profundas, que se diseminan por el cuerpo e invaden los tejidos.

Bacterias

Actualmente, los agentes infecciosos más abundantes en el planeta son las bacterias, unos microorganismos ampliamente distribuidos por todos los ambientes terrestres y acuáticos (aire, agua, suelo, animales y plantas), incluso sobre desechos radiactivos, y en todos ellos sobreviven sin dificultades. Están consideradas las formas de vida más antiguas en la Tierra.

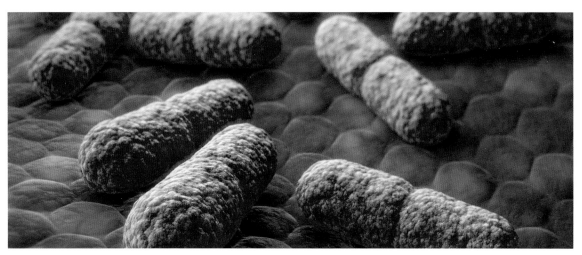

En 2001, en Berlín, la bacteria *Escherichia coli* enterohemorrágica, también conocida como bacteria EHEC, hallada en unos pepinos contaminados, fue la causante de un brote infeccioso que se saldó con varias muertes.

La mayoría de las 5 x 10^{30} bacterias que se calcula que existen en la Tierra son beneficiosas para el ser humano. Algunas resultan indispensables en los ciclos geoquímicos de la naturaleza para la fijación de diversos elementos en las plantas y en el suelo, como el nitrógeno; otras se emplean en la industria farmacéutica para la fabricación de antibióticos, en la industria alimentaria para la producción de alimentos (queso, mantequilla, vinagre) o en la agrícola para la mejora de suelos y cultivos. Y también hay gran cantidad de ellas que forman parte de la flora intestinal del ser humano, contribuyendo al buen funcionamiento digestivo.

Pero también hay bacterias patógenas que producen enfermedades en los seres humanos, como *Salmonella*, responsable de un tipo de intoxicación alimentaria, la salmonelosis, que cursa con náuseas, diarrea y dolor abdominal, o las responsables de infecciones respiratorias, como *Mycobacterium tuberculosis*, agente productor de la tuberculosis, una enfermedad grave que aún sigue manteniendo un elevado índice de mortalidad. Para combatir a estas bacterias patógenas, es necesario conocer bien su estructura y sus mecanismos de relación, nutrición y reproducción.

¿CÓMO SON LAS BACTERIAS?

La mayoría de las bacterias son de muy pequeño tamaño, aproximadamente entre 0,5 y 6 micras de longitud, pero esa uniformidad no tiene correspondencia en lo que se refiere a su forma, ya que esta es muy variada y, en ocasiones, va cambiando y sufriendo modificaciones según las circunstancias ambientales. Se pueden establecer una serie de formas predominantes, que son las siguientes:

- **Bacilos:** tienen forma cilíndrica o de bastón y son móviles.
- **Cocos:** su forma es esférica y son inmóviles; pueden presentarse aislados o agrupados de dos en dos (diplococos), formando un rosario o una cadena (estreptococos), en grupos arracimados (estafilococos) o formando masas de aspecto cúbico (sarcinas).

- **Espirilos:** tienen forma de hélice o espiral con pocas vueltas de espiral; son rígidos y móviles.
- **Espiroquetas:** similares a los anteriores, pero más flexibles y con forma de serpiente reptante.

- **Vibrios:** muy cortos y algo curvados en forma de coma; son móviles.
- **Otras formas:** filamentosa, estrellada, rectangular o de hifa.

FORMAS BÁSICAS DE LAS BACTERIAS

La morfología de las bacterias es muy variada; además, en algunos casos, un mismo género puede adoptar formas diferentes según el medio o las condiciones en las que se encuentre.

ESFÉRICAS

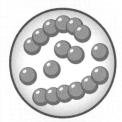

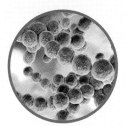

Peptococcus
Forman parte de la flora intestinal bacteriana y también se hallan en la boca y la piel.

ALARGADAS

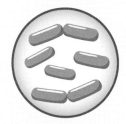

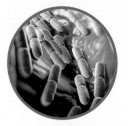

Lactobacillus
Produce ácido láctico. Algunas especies se usan en la producción de yogur y otros productos fermentados.

ESPIRALES

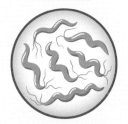

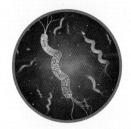

Spirillum
La especie *S. minor* causa en humanos la llamada fiebre por mordedura de rata.

DE COMA

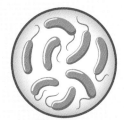

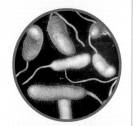

Vibrio vulnificus
Provoca infecciones a través del consumo de mariscos o pescado crudo contaminados.

OTRAS FORMAS

FILAMENTOSAS

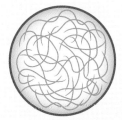

Actinomyces
En ocasiones produce infecciones que afectan, sobre todo, a la cara y el cuello.

DE ESTRELLA

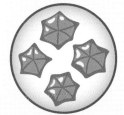

Stella
Es un género de bacterias que soporta elevadas concentraciones de sal en el medio.

RECTANGULARES

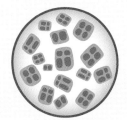

Haloarcula
Género de bacterias que crecen a temperaturas elevadas y tienen forma de caja plana.

DE HIFA

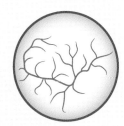

Nocardia
Las nocardiosis afectan a los pulmones, el cerebro o la piel.

ESTRUCTURA BACTERIANA

Todas las bacterias son organismos unicelulares procariotas. ¿Esto qué quiere decir? Que están formadas por una única célula y que esa célula no tiene un núcleo diferenciado, es decir, que no está separado del resto de los orgánulos celulares por una membrana. Las principales estructuras de una bacteria se muestran en el siguiente dibujo, aunque se debe tener en cuenta que no todas cuentan con cápsula, pared celular, flagelos o pili y que el número de estos últimos puede ser variable según el género.

1. MESOSOMAS. Sistemas membranosos que intervienen en procesos fisiológicos o de formación de estructuras celulares.

2. INCLUSIONES. Vacuolas, enzimas respiratorios, pigmentos fotosintéticos.

3. MATERIAL HEREDITARIO. Molécula de ADN cromosómico no encerrado en un núcleo verdadero.

4. PLASMIDIO. Molécula de ADN de forma circular que se replica de forma independiente al ADN cromosómico.

5. FLAGELOS. Apéndices filiformes muy delgados que pueden o no estar presentes en las bacterias; permiten su movimiento.

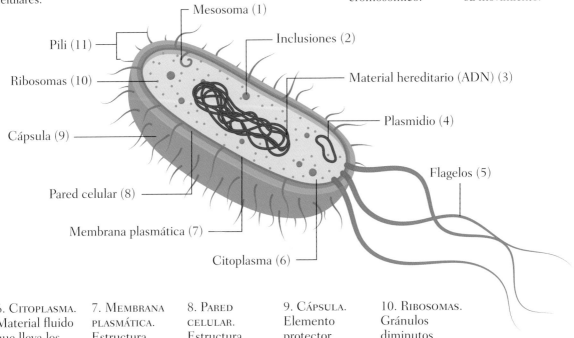

Pili (11)
Ribosomas (10)
Cápsula (9)
Pared celular (8)
Membrana plasmática (7)
Citoplasma (6)
Mesosoma (1)
Inclusiones (2)
Material hereditario (ADN) (3)
Plasmidio (4)
Flagelos (5)

6. CITOPLASMA. Material fluido que lleva los ribosomas y todas las inclusiones.

7. MEMBRANA PLASMÁTICA. Estructura que separa el citoplasma del ambiente externo.

8. PARED CELULAR. Estructura rígida que cubre la membrana.

9. CÁPSULA. Elemento protector situado por fuera de la pared celular.

10. RIBOSOMAS. Gránulos diminutos de ARN implicados en la síntesis de proteínas.

11. PILI. Apéndices pilosos, finos y rectos.

LAS BACTERIAS SE RELACIONAN Y SE ALIMENTAN

La función de relación se refiere a los cambios que realizan las bacterias como mecanismo de respuesta a las variaciones que detectan en el medio. Por ejemplo, en condiciones desfavorables algunas contraen el citoplasma y se protegen con una dura cubierta, transformándose en esporas de resistencia, estado en el que pueden sobrevivir hasta que las circunstancias mejoran; otras, dotadas de flagelos, responden moviéndose. Este movimiento puede ser de tres tipos:

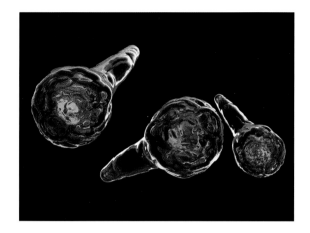

Algunas bacterias tienen la capacidad de formar esporas de resistencia cuando las condiciones del medio son adversas. Esas esporas revisten una gran importancia en epidemiología, ya que pueden causar enfermedades. Es el caso del *Clostridium tetani*, cuyas esporas pueden contaminar las heridas y producir el tétanos.

LA REPRODUCCIÓN DE LAS BACTERIAS

Normalmente, las bacterias se reproducen asexualmente por bipartición o fisión binaria: se forma un tabique transversal en la célula madre que la divide en dos células hijas. En ocasiones, ese tabique no es completo y las células permanecen unidas durante mucho tiempo. En condiciones favorables, una bacteria puede dividirse cada 15-30 minutos, de modo que al cabo de unas 16 horas la población habrá ascendido a unos 5000 millones de microorganismos.

Aunque no es lo más común, en algunos grupos la reproducción asexual se lleva a cabo por gemación: se forma una protuberancia en la célula madre, que a continuación se separa y da lugar a una nueva célula hija.

- **Por flagelos:** bastante rápido, pudiendo desplazarse a razón de 200 micras por segundo.
- **Flexuoso:** originado por la combinación simultánea de varios movimientos, lo que produce un desplazamiento similar al de las serpientes, pero en espiral; es más rápido que el movimiento por flagelos.
- **Por reptación:** no existen orgánulos diferenciados que se hagan cargo de esta función y depende de la sustancia o limo que segregue la propia bacteria.

En cuanto a la función de nutrición, existen dos formas bien diferenciadas de llevarla a cabo y que sirven para separar a estos microorganismos en dos grupos. Por un lado, están las bacterias autótrofas, que son capaces de sintetizar por sí mismas su propia materia orgánica a partir de la inorgánica. Para realizar esta síntesis necesitan energía que pueden extraer de la luz (bacterias fotosintéticas) o pueden obtenerla a partir de reacciones químicas (bacterias quimiosintéticas).

El otro grupo es el de las bacterias heterótrofas, es decir, las que deben tomar la materia orgánica ya formada, directamente del sustrato. En este grupo se incluyen: las bacterias simbióticas, que viven asociadas a animales o vegetales, pero sin producirles ningún perjuicio; las bacterias saprófitas, que viven sobre materia orgánica en descomposición y son las responsables de los procesos de putrefacción y fermentación; y, por último, las bacterias parásitas, que viven a expensas de otros seres vivos y son las que más nos interesan, ya que aquí se incluyen algunos de los principales agentes patógenos productores de enfermedades.

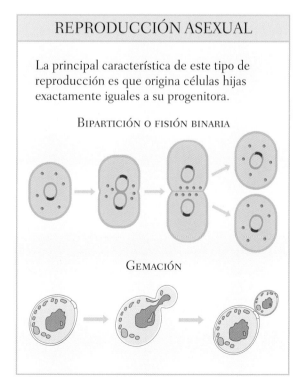

REPRODUCCIÓN ASEXUAL

La principal característica de este tipo de reproducción es que origina células hijas exactamente iguales a su progenitora.

BIPARTICIÓN O FISIÓN BINARIA

GEMACIÓN

OTRAS FORMAS DE REPRODUCCIÓN

Hacia 1952, se descubrió que las bacterias también podían reproducirse por mecanismos similares a los sexuales, que implicaban la transferencia de material genético de una bacteria a otra.

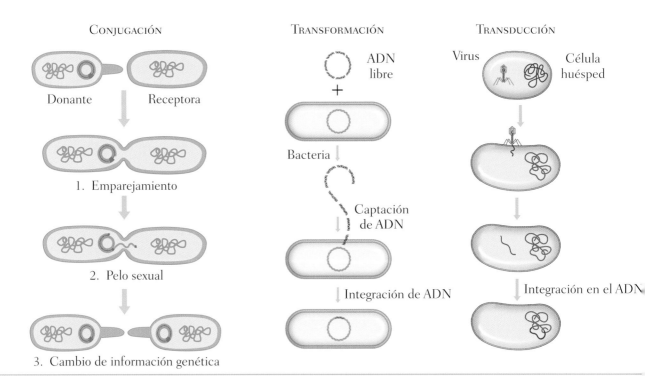

CONJUGACIÓN

Donante   Receptora

1. Emparejamiento

2. Pelo sexual

3. Cambio de información genética

TRANSFORMACIÓN

ADN libre

+

Bacteria

Captación de ADN

Integración de ADN

TRANSDUCCIÓN

Virus   Célula huésped

Integración en el ADN

Aunque la reproducción asexual es la más habitual en las bacterias, también pueden encontrarse otras formas de reproducción, que no es posible clasificar como propiamente sexuales, pero en las que se intercambia material genético entre dos organismos. Esta transferencia se puede llevar a cabo de tres maneras distintas:

• **Conjugación:** implica el contacto directo entre dos células, una de las cuales transmite grandes fragmentos de material génetico (donante) y la otra lo recibe (receptora). Parece que la capacidad para ser donante o receptor viene marcada genéticamente. La transferencia se realiza en varias etapas: primero se deben emparejar dos células de tipo contrario; después se establece un puente entre ambas, denominado pelo sexual, por el que pasa el material genético; a continuación, se recombina el fragmento del donante con el ADN del receptor; por último, la célula que ha actuado como receptora contiene una información genética diferente a la inicial.

• **Transformación:** se produce en bacterias que son capaces de captar un ADN libre que procede de otra bacteria e integrarlo en su propio material genético.

• **Transducción:** en este proceso, la transferencia del material genético de una bacteria a otra se produce a través de un vector, que habitualmente es un virus. La transducción puede ser de dos tipos: la denominada *transducción especializada,* en la que una pequeña parte del material genético de la célula huésped se integra en el ADN del virus y de ese modo se transfiere a la célula receptora; y la denominada *transducción generalizada,* en la que una parte del material genético de la célula huésped pasa al virus, pero no se integra en su genoma.

INFECCIONES BACTERIANAS

Se calcula que hay cerca de 600 especies distintas de bacterias patógenas y cada una de ellas tiene una forma diferente de ataque, ya sea produciendo toxinas, invadiendo los tejidos o haciendo las dos cosas a la vez. Hay algunas que, aunque suelen formar parte de la flora bacteriana normal del ser humano, en determinadas condiciones pueden causar infecciones; es el caso de ciertos estafilococos y estreptococos.

Otras bacterias son patógenos oportunistas, es decir, aprovechan momentos en los que el organismo está bajo de defensas para producir la enfermedad, como *Pseudomonas aeruginosa*, que infecta los pulmones, las vías respiratorias y otros tejidos en pacientes que ya sufren otras afecciones, como fibrosis quística.

Por último, están las bacterias que son patógenas para el ser humano, como las rickettsias, que son un tipo bacteriano de características muy particulares, pues solo con capaces de vivir y desarrollarse dentro de las células y en algún momento de su ciclo vital están relacionadas con artrópodos hematófagos, como piojos, pulgas y garrapatas. Las infecciones bacterianas se tratan con distintos antibióticos más o menos específicos para cada grupo. El principal problema es que algunas bacterias desarrollan mecanismos de resistencia que pueden pasar a su descendencia e, incluso, a otras especies de bacterias. Por eso hay que insistir en que, cuanto más frecuente sea el uso de antibióticos, mayor probabilidad hay de que las bacterias desarrollen mecanismos de resistencia y esos fármacos ya no sean eficaces en la lucha contra la infección. Su administración debe estar siempre supervisada por médicos.

ALGUNAS INFECCIONES CAUSADAS POR BACTERIAS

A continuación se muestran algunos de los agentes infecciosos bacterianos que ocasionan enfermedades que han producido graves epidemias a lo largo de la historia de la humanidad.

ENFERMEDAD	Difteria	Tuberculosis	Peste
AGENTE INFECCIOSO	*Corynebacterium diphtheriae*	*Mycobacterium tuberculosis*	*Yersinia pestis*

ENFERMEDAD	Cólera	Escarlatina	Tétanos
AGENTE INFECCIOSO	*Vibrio cholerae*	*Streptococcus pyogenes*	*Clostridium tetani*

Virus

Desde el punto de vista epidemiológico, los virus son microorganismos que actúan como agentes infecciosos muy peligrosos para el ser humano, pues entran en sus células y causan en ellas cambios perjudiciales que pueden conducir a la interrupción de sus funciones vitales o, incluso, a la muerte. No son sensibles a los tratamientos con antibióticos, pero sí a los antivirales. De ahí, la importancia del desarrollo de vacunas específicas que puedan inducir la inmunidad contra la infección.

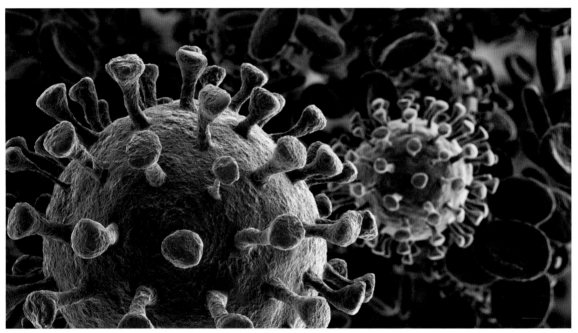

El virus SARS-CoV-2 es el agente infeccioso causante de una de las más graves pandemias que ha asolado el planeta en los últimos años, la de COVID-19.

ORGANISMOS AL LÍMITE DE LA VIDA

Esa es la expresión que utilizan algunos científicos para definir a los microorganismos víricos. No existe consenso sobre si son seres vivos o no: según ciertas opiniones, se trata solo de materia orgánica que interactúa con los seres vivos, mientras que para otros son estructuras biológicas vivas que aportan la información genética en forma de ADN o ARN. A favor de esta última opinión está la semejanza entre los virus y los seres vivos y que, al igual que ellos, tengan genes, se reproduzcan y evolucionen por selección natural. En contra de esto se puede alegar que no poseen estructura celular, por lo que carecen de la unidad básica de vida, que es la célula.

Hasta su descubrimiento, a finales del XIX, no llegaron a conocerse como entidades biológicas, aunque ya existen indicios de su existencia a través de enfermedades documentadas en la época de las civilizaciones mesopotámica y egipcia, en el siglo XVIII a. C.

CUÁLES SON SUS CARACTERÍSTICAS

Exteriormente, los virus varían mucho en tamaño, forma, composición, organismos que atacan y daños que producen en estos. En cuanto al tamaño que pueden tener, los más pequeños miden alrededor de 17 nanómetros de longitud (un nanómetro equivale a una millonésima parte del milímetro), mientras que el más grande descubierto hasta ahora alcanza los 1500 nanómetros, casi 100 veces el tamaño de una bacteria pequeña.

Por lo que se refiere al aspecto estructural, y de forma general, se puede decir que los virus están formados por:

- **El material genético**, **ARN o ADN**, de cadena doble o sencilla.
- **Una cápside o envoltura proteica** compuesta por subunidades más pequeñas llamadas capsómeros. Cada capsómero puede estar formado por una o más subunidades proteicas que son constantes para cada virus.

A este conjunto de material genético más envoltura se le conoce con el nombre de virión. En ocasiones, este virión aparece recubierto exteriormente por una membrana lipídica, como son los casos de los virus de la gripe y del VIH.

En cuanto a la forma que puede tomar la cápside, las variantes que nos encontramos son muy numerosas, aunque pueden agruparse básicamente en cuatro tipos:

- Con una cápside de **forma helicoidal** formada por un único tipo de capsómeros que se «enrollan» alrededor de un eje central, que suele aparecer hueco y en el que se sitúa el material genético.
- Una cápside en **forma de icosaedro regular** o casi esférico, dando lugar a una carcasa cerrada compuesta por, al menos, 12 subunidades o capsómeros.
- Cápside **con envoltura exterior**, muy habitual en los virus que infectan a animales, incluido el ser humano.
- **Cápside compleja**, sin ninguna de las formas anteriores y que puede llevar estructuras adicionales, como una cola helicoidal. En este grupo se podrían incluir los poxvirus, de gran tamaño, con una gruesa capa exterior de proteínas y el material genético asociado también a proteínas y dentro de un disco central llamado nucleoide que aparece separado por una membrana.

ESTRUCTURA DE UN VIRUS

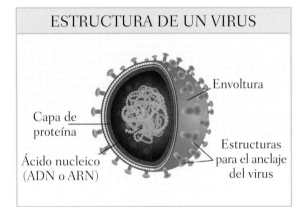

Envoltura

Capa de proteína

Ácido nucleico (ADN o ARN)

Estructuras para el anclaje del virus

ALGUNAS FORMAS CARACTERÍSTICAS DE LOS VIRUS

Los virus adoptan formas muy variadas, aunque los componentes básicos de su estructura siempre son los mismos. Las mismas variaciones que se aprecian en su envoltura externa pueden encontrarse en su material genético, que puede ser ADN o ARN.

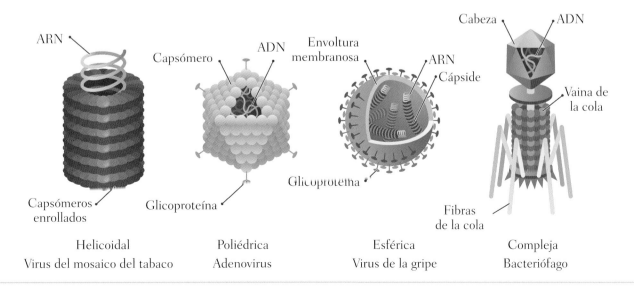

ARN

Capsómero

ADN

Envoltura membranosa

ARN

Cápside

Cabeza

ADN

Vaina de la cola

Capsómeros enrollados

Glicoproteína

Glicoproteína

Glicoproteína

Fibras de la cola

Helicoidal
Virus del mosaico del tabaco

Poliédrica
Adenovirus

Esférica
Virus de la gripe

Compleja
Bacteriófago

CICLO DE VIDA DE LOS VIRUS

Además de las muchas características que diferencian a virus y bacterias, hay una que resulta fundamental: mientras que los virus precisan de una célula huésped para generar su propia energía y traducir las secuencias de ADN de sus genes en proteínas, las bacterias son capaces de realizar esas funciones por sí mismas. En el ciclo de vida de los virus se pueden presentar dos estados distintos: uno intracelular y otro extracelular. Durante el primero, el virus lleva a cabo la replicación del ácido nucleico y de sus demás componentes dentro de la célula huésped y utilizando sus recursos, mientras que durante el segundo (extracelular) se convierte en una partícula infecciosa, metabólicamente inerte y cuya única función es transportar el ácido nucleico (material hereditario) desde la célula en la que ha sido producido hasta otra en la que sea posible que se replique de nuevo.

CICLO DE VIDA DE LOS VIRUS

Como ejemplo, se muestra el ciclo de vida de un adenovirus, uno de los agentes responsables de gran cantidad de afecciones respiratorias.

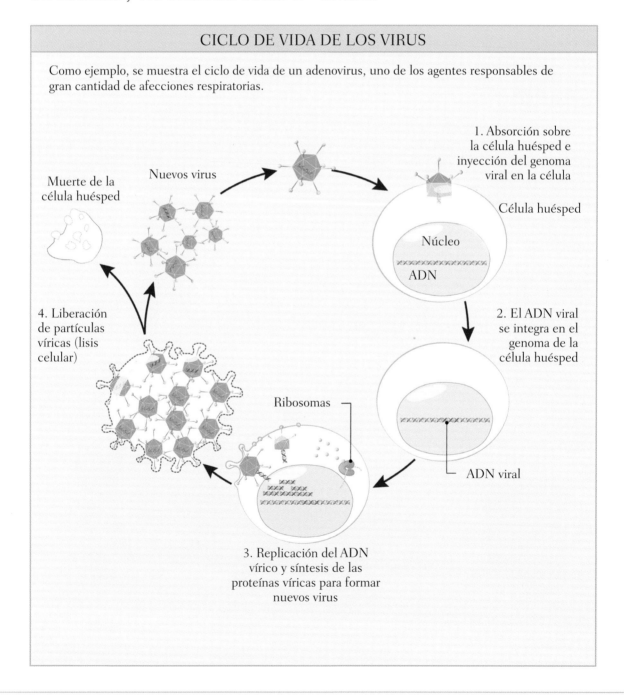

1. Absorción sobre la célula huésped e inyección del genoma viral en la célula

Célula huésped

Núcleo

ADN

2. El ADN viral se integra en el genoma de la célula huésped

Ribosomas

ADN viral

Muerte de la célula huésped

Nuevos virus

4. Liberación de partículas víricas (lisis celular)

3. Replicación del ADN vírico y síntesis de las proteínas víricas para formar nuevos virus

REPLICACIÓN DE LOS VIRUS

El proceso de multiplicación o replicación de los virus depende, fundamentalmente, de qué tipo de material genético contengan (ADN o ARN), del número de cadenas que compongan esas moléculas (una o dos) y de la forma en que se distribuyan (lineal o circularmente). En líneas generales, ese proceso de replicación se lleva a cabo en las seis etapas que se explican a continuación:

1. **Fijación** del virus a la superficie de la célula huésped.
2. **Penetración** dentro de la célula de la partícula vírica completa o simplemente de su ácido nucleico.
3. **Replicación** del ácido nucleico del virus.
4. **Producción** de la cápsula de proteína y de los demás componentes esenciales del virus a costa de los mecanismos de síntesis de la célula parasitada.
5. **Reunión** del ácido nucleico y de la cápsula proteica para originar nuevas partículas víricas.
6. **Liberación** de las partículas víricas maduras mediante lisis celular.

La forma en que se desarrolla este proceso de replicación es otra de las características diferenciadoras de los virus. En las células «normales» se multiplica el ácido nucleico y esas células se dividen en dos, esas dos en cuatro, y así sucesivamente. Pero en los virus no sucede de ese modo: cuando el ácido nucleico se replica, no se originan dos copias, sino cientos de ellas, lo que facilita el proceso de infección.

Después de esa replicación, el material genético se recubre de una cápsula de proteínas que ayuda tanto a protegerlo como a facilitar la entrada en nuevas células. La forma en la que se produce la reunión entre el ácido nucleico y la cápsula proteica es muy variada y específica para cada virus.

FASES DE LA REPLICACIÓN DE UN VIRUS

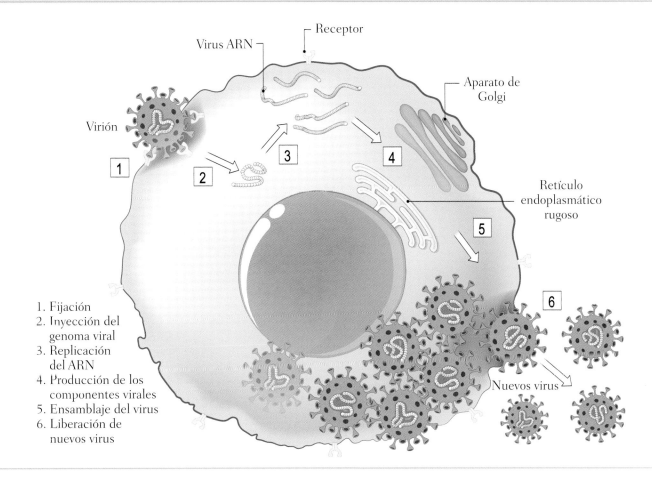

1. Fijación
2. Inyección del genoma viral
3. Replicación del ARN
4. Producción de los componentes virales
5. Ensamblaje del virus
6. Liberación de nuevos virus

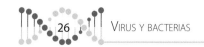

LOS VIRUS Y LA SALUD HUMANA

Los virus viven en todas partes, manteniendo siempre una relación muy íntima con las células huéspedes. Aunque se crea lo contrario, no todos son patógenos; la mayoría establece una relación de comensalismo con su huésped, es decir, que obtiene de este lo que necesita, pero sin causar ningún daño. Otros son mutualistas, brindando beneficios a sus huéspedes, que a su vez se benefician de ellos. Pero en el caso de los virus que infectan a los seres humanos, todos son patógenos, excepto uno, *Torque teno*, que no causa enfermedad.

Es habitual que los virus humanos infecten también a otros vertebrados o a insectos que sirven de vehículos transmisores. Algunos pueden tener a esos animales como huéspedes primarios, es decir, que en ellos desarrollan la mayor parte de su ciclo vital, y solo causan la infección cuando pasan a los huéspedes humanos. Los virus con este tipo de comportamiento no se pueden transmitir de persona a persona. Hay muy pocos virus que tengan al ser humano como único huésped; es el caso de los que producen la viruela y la poliomielitis.

La mayoría de los virus patógenos causan la enfermedad por rotura (lisis) de la célula huésped y de este modo liberan los nuevos virus; la célula muere y el organismo empieza a sentir los efectos de la enfermedad a medida que aumenta el número de células destruidas. Pero también hay casos, como el del herpes simple o el de la mononucleosis, en los que los virus patógenos permanecen durante un tiempo en el organismo en estado latente, como «dormidos», sin que se manifieste la enfermedad hasta que, por muy diversas causas, se reactivan.

Enfermedad	Agente infeccioso
Viruela	*Variola major* *Variola minor*
Varicela	*Virus de la varicela-zóster*
Sarampión	*Morbilivirus*
Rubeola	*Rubivirus*
Herpes simple	*Herpesvirus*
Poliomielitis	*Enterovirus*

ALGUNAS INFECCIONES CAUSADAS POR VIRUS

Enfermedad	Agente infeccioso
Gripe	*Influenzavirus*
Mononucleosis	*Virus de Epstein-Barr*
Ébola	*Filovirus*
Fiebre amarilla	*Flavivirus*
Dengue	*Flavivirus*
Hepatitis C	*Hepacivirus*

Hongos

Aunque no suelen generar epidemias, las enfermedades infecciosas producidas por hongos revisten bastante gravedad, pues algunas de ellas, incluso, pueden llegar a causar la muerte del paciente. La mayoría de las micosis, nombre que se da a las enfermedades producidas por estos organismos, son difíciles de diagnosticar y de tratar con absoluta eficacia.

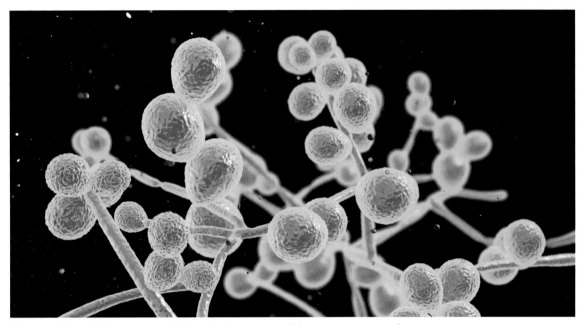

El hongo *Candida* forma parte de la microbiota normal humana, pero puede convertirse en un agente patógeno y llegar a causar infecciones si el estado inmunitario del hospedador se encuentra debilitado.

HONGOS MICROSCÓPICOS

Las micosis son enfermedades causadas por hongos microscópicos que pueden afectar tanto a la piel, las uñas, el cuero cabelludo o las mucosas (micosis superficiales), como a los pulmones y zonas más profundas (micosis invasoras).

Hay que tener en cuenta que la mayoría de los hongos patógenos se encuentran en la naturaleza, ya sea en el suelo, en la superficie de árboles o arbustos, parasitando a animales o simplemente en el aire en forma de esporas de tamaño microscópico. Esa peculiaridad hace que la mayoría de las micosis penetren en el organismo humano al inhalar las esporas o al ponerse estas en contacto con la piel. Otra vía de entrada importante, que introduce el patógeno en el torrente sanguíneo, es a través de agujas, catéteres u otros instrumentos o dispositivos biomédicos infectados.

LA INVASIÓN

Desde el momento en que el hongo penetra en el organismo, comienza su invasión, primero de los tejidos próximos y después se va extendiendo por la sangre o la linfa hasta otros órganos. Es muy importante tener en cuenta que la mayoría de estos hongos no logran producir una infección. Cuando lo hacen es porque el sistema inmunológico del infectado se encuentra muy debilitado o porque se introducen accidentalmente con dispositivos médicos implantados, como prótesis articulares o válvulas cardiacas.

TIPOS DE MICOSIS

Dependiendo del estado inmunológico de la persona infectada, se habla de dos tipos de micosis:

- **Oportunistas**: son las causadas por hongos que habitualmente resultan inofensivos, pero que cambian esa condición cuando penetran en un hospedador con el sistema inmunológico debilitado.

CANDIDIASIS

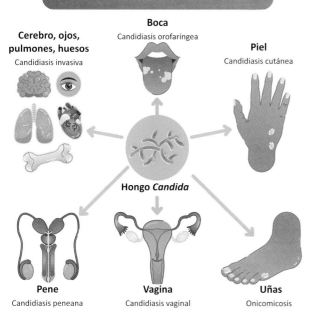

Boca
Candidiasis orofaríngea

Cerebro, ojos, pulmones, huesos
Candidiasis invasiva

Piel
Candidiasis cutánea

Hongo *Candida*

Pene
Candidiasis peneana

Vagina
Candidiasis vaginal

Uñas
Onicomicosis

El hongo *Candida* puede provocar infecciones (candidiasis) en distintos tejidos y órganos del cuerpo humano.

Suelen generar infecciones muy agresivas y que se propagan rápidamente a diversos órganos.

- **Primarias**: son las que aparecen en personas con el sistema inmunológico en estado normal. Suelen evolucionar mucho más lentamente que las anteriores.

Otra forma de clasificar las micosis es atendiendo al poder de penetración del agente patógeno. En este caso, se distinguen los siguientes tipos:

- **Micosis superficiales**: en las que el hongo solo ataca a las capas superficiales de la piel o el cabello o las uñas. Es el caso de la tiña y de las candidiasis.
- **Micosis subcutáneas**: afectan a las capas profundas de la piel, el tejido subcutáneo y el músculo. El hongo suele penetrar a través de úlceras, abscesos u otro tipo de lesiones muy localizadas.
- **Micosis invasoras o profundas**: se producen cuando el agente infeccioso penetra hasta los tejidos y los órganos por vía respiratoria, cutánea o digestiva. La mortalidad de este tipo de micosis es muy elevada, llegando en las aspergilosis a más del 50 % y alcanzando el 90-100 % en las mucormicosis (infección micótica de los senos paranasales, el cerebro o los pulmones) y las escedosporiosis.

ALGUNAS INFECCIONES CAUSADAS POR HONGOS

Enfermedad	Agente infeccioso
CANDIDIASIS	*Candida albicans*
TIÑA	*Microsporum y Trichophyton*
ASPERGILOSIS	*Aspergillus sp.*
PITIRIASIS VERSICOLOR	*Malassezia sp*
MUCORMICOSIS	*Mucor, Rhizopus y Rhizomucor*
HISTOPLASMOSIS	*Histoplasma capsulatum*

Protozoos y otros agentes infecciosos

Además de las bacterias y los virus, hay otros agentes infecciosos que pueden producir enfermedades contagiosas graves en el ser humano, como son algunos protozoos y ciertos helmintos (llamados coloquialmente «gusanos»). Entre las enfermedades producidas por estos agentes infecciosos hay que destacar la malaria o paludismo, cuyos brotes epidémicos han generado graves emergencias para la salud a lo largo de la historia.

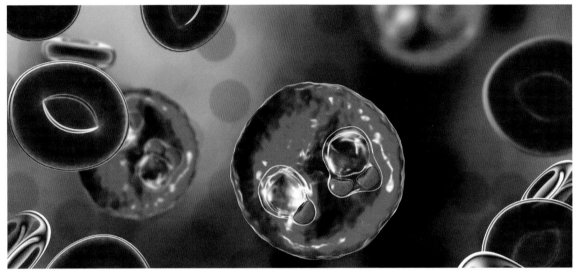

Representación de una muestra de sangre humana con los glóbulos rojos infectados por las formas activas (trofozoitos) de forma anillada de *Plasmodium falciparum*, el protozoo parásito que es el agente causante de la malaria.

¿QUÉ SON LAS PROTOZOOSIS?

Esa es la denominación que se aplica a las enfermedades causadas por protozoos. Estos son microorganismos unicelulares que suelen vivir en las aguas dulces o saladas, en ambientes húmedos o como parásitos en otros seres vivos, a los que llegan por la ingestión de agua o alimentos contaminados, por tocar objetos que previamente ha manipulado alguien infectado o a través de insectos que actúan como vehículos transmisores.

ALGUNAS INFECCIONES CAUSADAS POR PROTOZOOS

Malaria
(*Plasmodium*)

Tripanosomiasis
africana
(*Tripanosoma brucei*)

Enfermedad
de Chagas
(*Tripanosoma cruzi*)

Leishmaniasis
(*Leishmania*)

ALGUNAS INFECCIONES CAUSADAS POR HELMINTOS

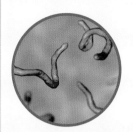

Anquilostomiasis
(*Ancylostoma duodenale*)

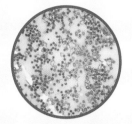

Ceguera de los ríos
(*Onchocerca volvulus*)

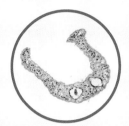

Esquistosomiasis
(*Schistosoma*)

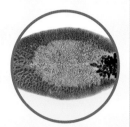

Fasciolosis
(*Fasciola hepatica*)

Cuando un protozoo patógeno infecta al ser humano, se multiplica y prolifera con gran rapidez en su interior, distribuyéndose por el torrente sanguíneo, como es el caso de la malaria, o infectando el intestino, como ocurre en la giardiasis y otras muchas protozoosis. Hay que tener en cuenta que algunos protozoos causan infecciones graves de carácter oportunista, es decir, que solo las producen cuando el sistema inmunológico de la persona afectada se halla debilitado.

¿Y LAS HELMINTIASIS?

Es el nombre que reciben las enfermedades producidas por gusanos, una denominación muy amplia y sin carácter científico que reúne a animales invertebrados (sin esqueleto) de diversos grupos, que se caracterizan por tener el cuerpo alargado y blando. Son de mayor tamaño que los protozoos, se multiplican por huevos de los que sale una larva y necesitan otro animal (huésped intermediario) antes de llegar a su huésped definitivo y completar su ciclo de desarrollo.

Tanto los huevos como las larvas son capaces de infectar a los seres humanos y pueden transmitirse a través de aguas o alimentos contaminados, o por la picadura de algún insecto; además, hay especies que son capaces de penetrar perforando y atravesando la piel. Por ejemplo, los anquilostomas entran a través de la piel de la planta de los pies cuando se camina descalzo sobre un suelo contaminado con ese parásito.

LA IMPORTANCIA DE LA PREVENCIÓN

Aunque la prevención es muy importante cuando se trata de cualquier enfermedad, en el caso de las protozoosis y las helmintiasis aún reviste un mayor valor, ya que no existen vacunas específicas contra ellas, excepto

en el caso de la malaria, que ya se comentará más adelante. Por eso, hay unas normas básicas:

- Mantener una buena **higiene personal**.
- **Lavarse frecuentemente las manos** con agua y jabón, especialmente en las siguientes situaciones: antes, durante y después de manipular o cocinar alimentos; antes de comer; tras usar el inodoro o cambiar los pañales a un bebé; antes y después de atender a una persona enferma; antes y después de curar un corte o una herida; después de tocar un animal o sus residuos.
- **Evitar el contacto con agua y suelos contaminados**. Por ejemplo, en ciertas zonas se debe hervir el agua usada para beber y cocinar; es importante tener en cuenta que algunos de estos agentes infecciosos sobreviven a la congelación, por lo que los cubitos de hielo también deben prepararse con agua hervida previamente o con agua purificada.
- **Evitar las picaduras de insectos**: frotar con un repelente las zonas de la piel que estén expuestas; colocar mosquiteras o pantallas en puertas y ventanas; rociar con insecticida las habitaciones; y vestir pantalones largos y camisas de manga larga al anochecer y al amanecer, que son los momentos en que las picaduras son más frecuentes.

El helminto *Wucheria bancrofti* entra en el organismo humano a través de la picadura de un mosquito y se aloja en el sistema linfático, provocando una enfermedad llamada elefantiasis.

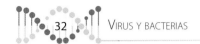

Vías de transmisión de las enfermedades

La mayoría de los agentes patógenos no pueden sobrevivir fuera de un huésped, pero ¿cómo logran llegar hasta él? Y lo que es más importante, cuando se trata de patógenos productores de enfermedades infecciosas, ¿cómo consiguen pasar de un huésped portador a otro huésped susceptible de desarrollar la enfermedad?

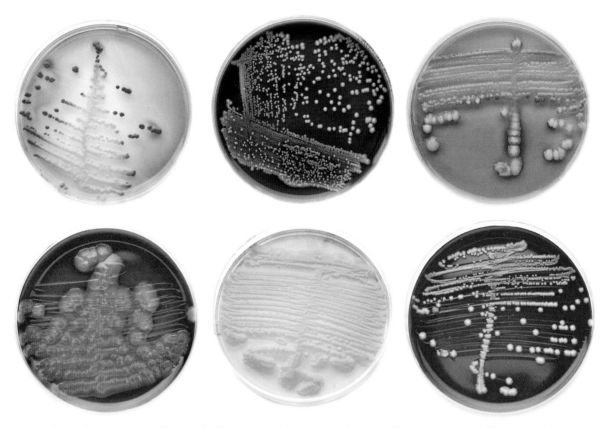

Uno de los factores que influye en la frecuencia de aparición de una infección en una población es el método por el que el agente patógeno se transmite y el nivel de eficacia de esa transmisión.

MECANISMOS DE TRANSMISIÓN

Se denomina «transmisión» a la serie de estrategias o mecanismos que utiliza el patógeno para llegar hasta un huésped. La eficacia de esa transmisión es muy importante para el patógeno, ya que es la forma que tiene para asegurar su supervivencia. Por ejemplo, los patógenos respiratorios, como el bacilo productor de la tuberculosis, se transmiten por el aire, mientras que los intestinales, como la bacteria causante del cólera, lo hacen a través del agua o los alimentos contaminados.

Hay que tener en cuenta que los mecanismos de transmisión son los mismos para las enfermedades infecciosas que para las que no se contagian de un individuo a otro. Por ejemplo, las esporas de la bacteria causante del tétanos se transmiten por el aire, igual que el agente de la tuberculosis, o a través de objetos o suelos infectados.

Por último, mencionar que algunos patógenos utilizan siempre el mismo mecanismo de transmisión, habitualmente relacionado con el hábitat que ocuparán en el huésped, mientras que otros emplean varios sistemas.

LA TRANSMISIÓN POR CONTACTO DIRECTO

Este tipo de transmisión requiere un contacto cercano, directo e íntimo entre el huésped portador del agente infeccioso y otro hospedador. Es el mecanismo que utilizan los patógenos que no pueden vivir fuera del organismo.

La transmisión puede producirse a través de relaciones sexuales, es el caso de las enfermedades venéreas como la candidiasis o la sífilis, y también por contacto con las manos de un individuo infectado, produciendo habitualmente infecciones en la piel, como el impétigo, causado por varias especies de *Staphylococcus*, principalmente por *S. aureus*.

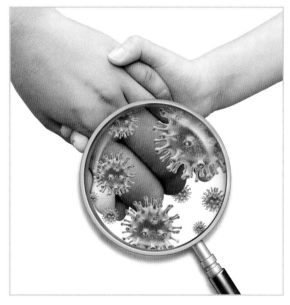

Un gesto tan habitual como el de estrechar la mano puede suponer un alto riesgo de transmisión de agentes infecciosos.

LA TRANSMISIÓN POR EL AIRE

En este tipo de transmisión no es necesario que exista un contacto directo entre el huésped infectado y otro hospedador, pero casi siempre se requiere una distancia mínima entre ambos. Hay que tener en cuenta que el aire es un medio muy propicio para el desarrollo de microorganismos y que un ser humano respira varios millones de metros cúbicos a lo largo de su vida, por lo que la transmisión por el aire es la vía más frecuente de entrada de patógenos en el organismo.

Lo habitual es que el patógeno se transmita suspendido en las minúsculas gotitas que se exhalan al toser, estornudar, reír, gritar o al hacer algo tan simple como hablar. Es importante distinguir tres tipos de gotitas respiratorias según su tamaño:

- **Gotas de Flügge**: son las más grandes, con un diámetro de aproximadamente 10 micrómetros (un micrómetro, de símbolo µm, equivale a la milésima parte de un milímetro); estas partículas a veces son visibles, caen al suelo rápidamente, contaminan a poca distancia y suelen afectar a las vías respiratorias altas (nariz, boca y faringe).
- **Gotas de Wells**: junto a las anteriores, se expulsan otras gotas más pequeñas, de 5 a 10 µm de diámetro, que reciben el nombre de gotitas de Wells; no son visibles, alcanzan grandes distancias, se inhalan con facilidad y suelen afectar a las vías respiratorias bajas (laringe, tráquea, bronquios y pulmones).
- **Aerosoles**: son las gotas más diminutas, de unos 5 µm de diámetro, lo que equivale a la décima parte del grosor de un cabello humano. Estas gotas son las más peligrosas en lo que se refiere a la transmisión de agentes patógenos, especialmente en interiores cerrados y con poca ventilación, ya que tienen la capacidad de permanecer suspendidas en el aire durante varias horas y su pequeño tamaño hace posible que penetren profundamente en el sistema pulmonar.

El uso de mascarillas disminuye el número de microorganismos que pasan al aire procedentes de un estornudo o un acceso de tos, pues reduce el volumen de aire que inhalamos y exhalamos, y filtra las gotas más grandes. Mantener una distancia social de más de dos metros es otra medida que ayuda a reducir el número de posibles gotas contaminadas que llegan al sistema respiratorio. Por último, también se reduce el número de patógenos con una buena ventilación de los recintos cerrados y con la eliminación del polvo (las gotitas respiratorias suelen adherirse a las partículas de polvo en suspensión), limpiando a menudo el suelo y las superficies y evitando sacudir ropa o mantas en el interior.

TRANSMISIÓN POR EL AIRE

Esquema gráfico de las distancias que alcanzan los distintos tipos de gotas respiratorias.

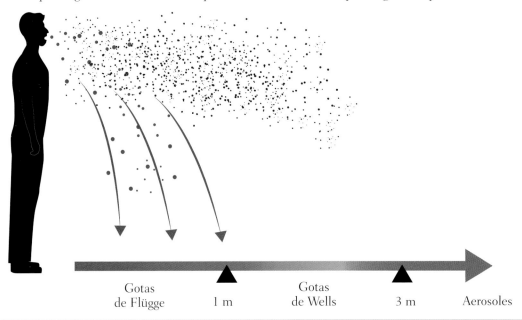

Gotas de Flügge — 1 m — Gotas de Wells — 3 m — Aerosoles

TRANSMISIÓN POR EL AGUA

El agua puede estar contaminada con microorganismos causantes de infecciones intestinales procedentes de vertidos de restos orgánicos y de excrementos animales y humanos, que llegan al interior del organismo por beber el agua contaminada, por utilizarla para preparar o lavar alimentos que se consumen en crudo o a través de las manos. Aunque estos patógenos raramente se multiplican en el agua, sí pueden permanecer viables en ella durante mucho tiempo.

Los microorganismos pueden eliminarse del agua por medios mecánicos, como son la sedimentación y la filtración, seguidos de un tratamiento químico, habitualmente con cloro, que tiene un elevado poder bactericida (mata las bacterias). Después, es imprescindible airear el agua tratada para eliminar el olor del cloro.

Algunos de los agentes patógenos que pueden transmitirse a partir de un agua contaminada son los del cólera, la fiebre tifoidea o la disentería amebiana.

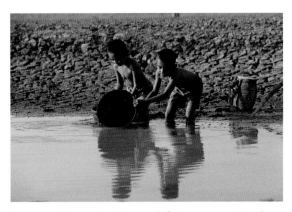

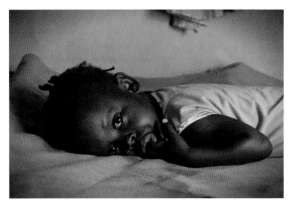

Las condiciones higiénicas deficientes, propias de países en vías de desarrollo, favorecen la transmisión de enfermedades por el consumo o la utilización de agua contaminada.

TRANSMISIÓN POR OBJETOS INFECTADOS O FÓMITES

Los objetos inanimados y de uso habitual, como ropa, lápices, utensilios, juguetes o material médico y quirúrgico, pueden estar contaminados exteriormente por agentes patógenos que se transmiten a quien los toca. En este medio prosperan, sobre todo, los microorganismos resistentes a la desecación, como el agente causante de la tuberculosis. A los fómites también se les denomina «vectores pasivos».

TRANSMISIÓN DESDE LOS ANIMALES

En este caso son los animales los que actúan como vectores que transportan los patógenos e infectan al ser humano. La transmisión puede efectuarse por mordedura, como es el caso del virus de la rabia, por la picadura de un mosquito, como en el paludismo, o de una pulga, como en la peste; también basta con que el individuo tenga contacto con la parte infectada del animal o a través de la leche infectada, como en la brucelosis.

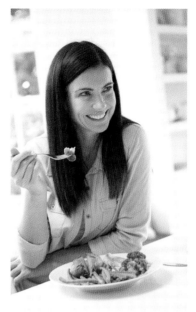
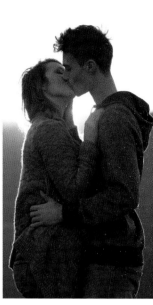

Ejemplos de posible transmisión directa (derecha) e indirecta (izquierda).

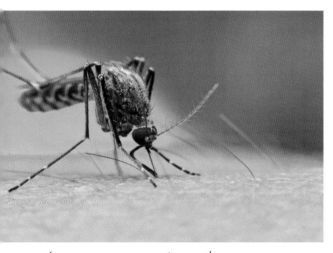

Insectos como mosquitos, pulgas o garrapatas son vectores habituales de enfermedades graves, como la malaria o la peste. Introducen el patógeno en el organismo humano a través de su picadura.

TRANSMISIÓN DIRECTA E INDIRECTA

Se considera que la transmisión de un patógeno de un huésped a otro es directa cuando implica un contacto entre ambos hospedadores. Si ese contacto es a través del aire, se habla de transmisión directa mediata. Pero si es producto de un contacto estrecho, como en el caso de una relación sexual o un beso, se habla de transmisión directa inmediata.

En la transmisión indirecta de un agente patógeno entre dos hospedadores no es necesaria la cercanía entre ambos. El patógeno pasa a través del agua, de alimentos contaminados, por medio de algún insecto portador (vector) o a partir de algún instrumento o sustancia inanimada (fómite) que compartan ambos, como puede ser la ropa, un picaporte o un vaso, por eso hay que tener cuidado con elementos como interruptores, botones del ascensor, etc.

TRANSMISIÓN HORIZONTAL Y VERTICAL

Se habla de transmisión horizontal cuando un patógeno se propaga en una población de un individuo infectado a otro. Si la transmisión se produce entre una madre y su hijo, antes del nacimiento (a través de la placenta), durante el parto o después del parto por intermedio de la leche materna, se habla de transmisión vertical. Por ejemplo, el virus del VIH puede pasar de una madre portadora al feto por la placenta o, más tarde, cuando el bebé ya ha nacido, a través de la leche materna. Hay mayor virulencia en la transmisión horizontal que en la vertical.

Mecanismos de resistencia a la enfermedad

Al hablar de la patogenidad de los agentes infecciosos, se mencionó la importancia que tenían las barreras orgánicas que dificultaban el paso de los patógenos. Se mencionaron las barreras externas y ahora nos vamos a ocupar de las defensas internas, es decir, de los mecanismos de resistencia que genera el organismo cuando el patógeno ya ha penetrado en su interior y que ayudan a resistir el desarrollo de una enfermedad.

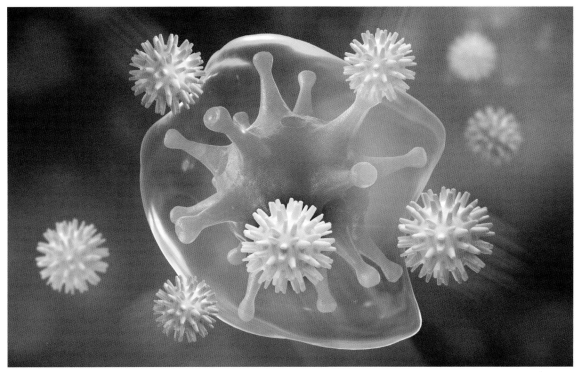

La inmunología estudia los mecanismos de defensa del organismo cuando este se pone en contacto con agentes que reconoce como extraños, tanto si esos mecanismos logran conducir hacia la inmunidad del sujeto (se dice que es inmune), como si finalmente no lo logran.

TIPOS DE RESISTENCIA INTERNA

Cuando un microorganismo patógeno ya ha penetrado en el organismo humano, se desencadenan dos tipos de respuestas para hacer frente a la invasión. Como hemos visto, por un lado, está la llamada resistencia no específica, que se desencadena independientemente de la naturaleza del patógeno, y por otro, la resistencia específica, que ya es exclusiva para un agente determinado y, a veces, incluso para una cepa característica. En ambos casos, los mecanismos de resistencia pueden ir encaminados a impedir un crecimiento significativo del patógeno o a neutralizar sus propiedades tóxicas.

RESISTENCIA NO ESPECÍFICA

La primera respuesta del organismo ante la presencia de un patógeno o de cualquier otro cuerpo extraño es aumentar la presencia de las células con capacidad destructiva, como son los distintos tipos de glóbulos blancos o leucocitos. Se producen en la médula ósea, donde también se almacenan, y desde allí se liberan al torrente sanguíneo cuando el organismo los necesita. Hay varios tipos de glóbulos blancos dedicados a esta tarea:

- **Granulocitos:** se llaman así porque tienen gránulos en el citoplasma; representan aproximadamente el 60 % del total de glóbulos blancos.

TIPOS DE GLÓBULOS BLANCOS

Son los encargados de poner en marcha la primera defensa interna del organismo ante la presencia de un cuerpo extraño.

Granulocitos

Neutrófilos

(fagocitan bacterias y otros patógenos)

Eosinófilos

(controlan los mecanismos asociados con la alergia)

Agranulocitos

Monocitos

(fagocitosis)

Basófilos
(contienen histamina y heparina)

Liberación de histamina

Linfocitos
(secreción de anticuerpos)

En general, son pequeños, muy móviles y de vida corta, abundan en la corriente sanguínea y suelen multiplicar su número durante la fase aguda de una infección. Los granulocitos contienen abundantes lisosomas, muy ricos en enzimas y en sustancias bactericidas, cuya misión es fagocitar («engullir») al patógeno y, una vez que este se encuentre en su interior, liberar las enzimas de los lisosomas para destruir al invasor. A su vez, dentro de este grupo se distingue entre:

- *Neutrófilos:* son los más numerosos y los primeros en acudir al lugar de la infección.
- *Eosinófilos:* responden a las reacciones alérgicas, inactivando las sustancias extrañas para que no causen daño al organismo, y también acaban con los patógenos invasores.
- *Basófilos:* también intervienen en las reacciones alérgicas, liberando histamina y heparina.

- **Agranulocitos:** a diferencia de los anteriores, no tienen gránulos en el citoplasma y constituyen alrededor del 40 % del total de los glóbulos blancos. En general, contienen pocos lisosomas. Pueden ser:

- *Linfocitos:* se forman en la médula ósea, pero rápidamente emigran al bazo, los ganglios linfáticos, el timo, los vasos linfáticos y a cualquier otra parte del cuerpo, ya que circulan libremente por la corriente sanguínea. Tienen una vida larga y actúan tanto en la fase aguda como en la crónica de la infección. Son de dos tipos: linfocitos T, que matan directamente a los agentes extraños, y linfocitos B, que intervienen en la formación de anticuerpos, como ya se explicará más adelante.
- *Monocitos:* su función es acudir al lugar de la infección y fagocitar («engullir») las células muertas y los desechos con el fin de eliminarlos.

FASES DEL PROCESO INFLAMATORIO

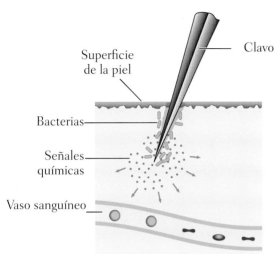

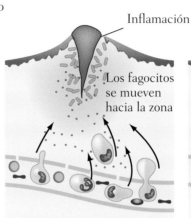

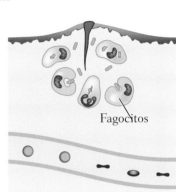

1. Lesión en un tejido,
liberación de señales
químicas, como histamina.

2. Inflamación y aflujo
de sangre, migración
de fagocitos hacia la zona.

3. Los fagocitos (macrófagos
y neutrófilos) «engullen»
las bacterias y los desechos;
el tejido sana.

Además de la acción llevada a cabo por los glóbulos blancos, los tejidos del organismo reaccionan ante la presencia de un patógeno con una respuesta inflamatoria, cuyos síntomas característicos son enrojecimiento, hinchazón, calor y dolor en la zona afectada. Esto provoca una dilatación de los vasos sanguíneos, con el consiguiente incremento del flujo de sangre. Los glóbulos blancos llegan hasta el lugar de la infección, atraviesan las paredes de los capilares sanguíneos y forman un «coágulo» para retener al microorganismo invasor, misión que no siempre consiguen, ya que hay patógenos que pueden disolver esos coágulos, escapar y continuar su invasión del organismo.

RESPUESTA ESPECÍFICA O IMNUNOLÓGICA

Además de los mecanismos de resistencia ya mencionados, el organismo humano cuenta con otro sistema muy perfeccionado y eficaz para combatir el ataque de determinados agentes patógenos. Se trata de la respuesta inmunológica.

Esta respuesta actúa sobre microorganismos externos (virus, bacterias, hongos), sobre macromoléculas o sustancias químicas extrañas al propio organismo, y también sobre células tumorales o toxinas del organismo. La respuesta inmunológica se realiza por medio de la llamada reacción antígeno-anticuerpo y, para comprenderla, primero hay que conocer cada uno de esos elementos.

¿QUÉ ES UN ANTÍGENO?
¿Y UN ANTICUERPO?

Se considera antígeno cualquier sustancia que el organismo reconoce como extraña y que es capaz de desencadenar una respuesta inmunológica, con la formación de otra sustancia, llamada anticuerpo, con la cual reacciona específicamente, y la activación de los linfocitos T y B.

Por su parte, los anticuerpos son sustancias específicas (proteínas del grupo de las gammaglobulinas) que se forman en el organismo como respuesta a ciertos estímulos provocados por la presencia de sustancias de naturaleza química y efectos tóxicos, denominados antígenos.

Las gammaglobulinas que tienen propiedades de anticuerpos se denominan inmunoglobulinas.

ESTRUCTURA DE UN ANTICUERPO

Lugar de unión con el antígeno

Lugar de unión con el antígeno

Región variable

Cadena ligera

Región constante

Cadena pesada

Se distinguen cinco clases de inmunoglobulinas (Ig) dependiendo de sus propiedades físicas, químicas e inmunológicas: A, D, E, G (es la que aparece en segundo lugar en la inmunización inicial) y M (es la primera en aparecer).

Los anticuerpos se encuentran habitualmente en el suero de la sangre y también en otros líquidos del cuerpo, como en la leche.

CARACTERÍSTICAS DE LOS ANTICUERPOS

1. Se forman contra elementos o macromoléculas extraños y habitualmente no contra los del propio organismo; es decir, el sistema inmunitario del organismo distingue entre «lo extraño» y «lo propio». Aunque hay ocasiones en las que ese sistema se altera por diversos factores y activa su respuesta contra sus propias macromoléculas, dando lugar a casos de autoinmunidad. Un ejemplo es la enfermedad de Hashimoto, en la que el sistema inmune del organismo reacciona contra la tirosina que produce su propia glándula tiroides e inactiva la hormona.
2. El sistema inmunológico solo forma anticuerpos si se pone en contacto con una macromolécula extraña, el antígeno.
3. Existe una elevada especificidad en la interacción entre un anticuerpo y un antígeno determinado, aunque los anticuerpos también son capaces de reaccionar contra otros antígenos estrechamente relacionados con los suyos específicos, pero la acción no es tan eficaz.

LAS CINCO CLASES PRINCIPALES DE INMUNOGLOBULINAS

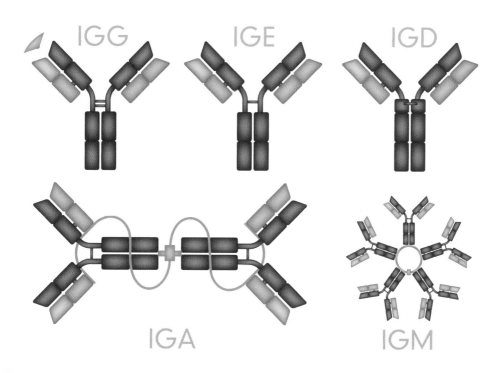

IGG

IGE

IGD

IGA

IGM

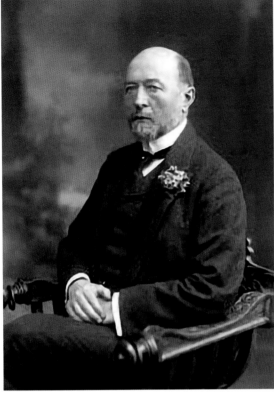
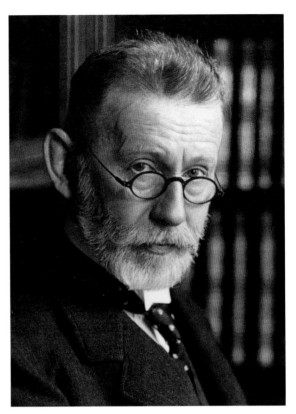

Dos de las figuras más destacadas en los inicios de las investigaciones sobre inmunología fueron Emil von Behring (1854-1917), a la izquierda, y Paul Ehrlich (1854-1915), a la derecha. Los trabajos de ambos en este campo fueron reconocidos con la concesión del Premio Nobel de Fisiología y Medicina, a Behring en 1901 y a Ehrlich en 1908.

4. Las reacciones antígeno-anticuerpo se manifiestan de formas muy variadas, dependiendo de la naturaleza de ambos compuestos y del ambiente en el que se desarrolle la reacción.

5. No todas las reacciones antígeno-anticuerpo son beneficiosas para el organismo, como ocurre en los casos de autoinmunidad ya mencionados o en los de alergia.

REACCIÓN ANTÍGENO-ANTICUERPO

La reacción específica que se da entre antígenos y anticuerpos depende de una zona del antígeno denominada grupo determinante, antigénico o epitopo, que se combina exclusivamente con un área del anticuerpo conocida como zona combinante o paratopo.

La reacción de combinación antígeno-anticuerpo provoca la neutralización del antígeno, o bien la liberación de sustancias perniciosas en los casos de hipersensibilidad. Cuando un antígeno penetra por primera vez en un organismo, induce la formación de gran cantidad de anticuerpos, de los cuales algunos se gastan en la inactivación del antígeno y el resto permanecen libres por el organismo. Cuando el antígeno penetra por segunda vez en el mismo organismo, la reacción de inactivación es muchísimo más rápida, pues ya se encuentra con parte de los anticuerpos ya formados.

La respuesta inmunológica sirve de base para los procedimientos específicos de inmunización destinados a prevenir y controlar enfermedades concretas. La resistencia que genera esta respuesta inmunológica puede ser natural o congénita y adquirida. La primera es la que poseen ciertas especies o individuos por su propia naturaleza, mientras que la segunda es la conseguida después de pasar la enfermedad o ser vacunado.

MECANISMO DE RECONOCIMIENTO A LOS ANTÍGENOS Y LOS ANTICUERPOS

Las reacciones entre ellos son específicas, es decir, cada antígeno solo puede ser neutralizado por un tipo de anticuerpo.

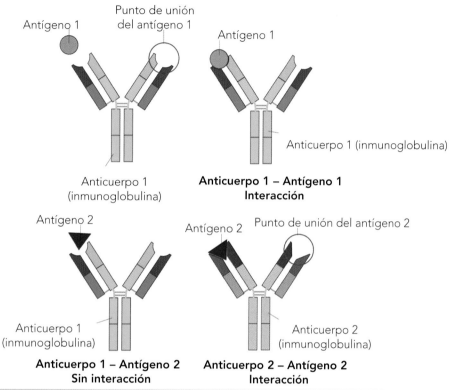

Antígeno 1

Punto de unión del antígeno 1

Antígeno 1

Anticuerpo 1 (inmunoglobulina)

Anticuerpo 1
(inmunoglobulina)

**Anticuerpo 1 – Antígeno 1
Interacción**

Antígeno 2

Antígeno 2

Punto de unión del antígeno 2

Anticuerpo 1
(inmunoglobulina)

Anticuerpo 2
(inmunoglobulina)

**Anticuerpo 1 – Antígeno 2
Sin interacción**

**Anticuerpo 2 – Antígeno 2
Interacción**

CÓMO MEJORAR NUESTRO SISTEMA INMUNOLÓGICO

Hay una serie de consejos que conviene seguir para reforzar nuestro sistema inmunológico y conseguir que la respuesta ante la presencia de un patógeno o una sustancia extraña se produzca con mayor rapidez; de este modo, el daño orgánico disminuye.

Evitar el alcohol
y el tabaco

Beber
suficiente agua

Dormir lo
suficiente

Comer muchas
frutas y verduras

Lavar bien las frutas
y las verduras

Hacer ejercicio
físico diariamente

Lavarse
las manos

Practicar yoga
o meditación

Tomar vitaminas
y probióticos

Tratar de mantener la
calma y evitar el estrés

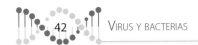

Avance en la prevención: las vacunas

Una de las armas más eficaces para la prevención de las enfermedades contagiosas son las vacunas. En síntesis, se trata de preparados realizados a base de los microorganismos patógenos, ya muertos o debilitados, que al inyectarse en el organismo no producen la enfermedad, pero sí la síntesis de anticuerpos defensivos, según la reacción inmunológica descrita en el capítulo anterior. De este modo, en caso de que se produzca una infección real, los microorganismos patógenos ya se encontrarán con las sustancias defensivas formadas.

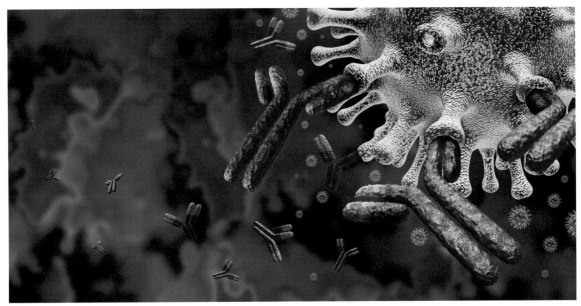

Anticuerpos neutralizando un virus. Con la vacunación se estimula la formación de anticuerpos contra un determinado agente patógeno, de modo que, si ese agente penetra más adelante en el organismo, el sistema inmune ya tiene preparada su respuesta defensiva y el ataque es más rápido.

LA HISTORIA DE SU DESCUBRIMIENTO

En la segunda mitad del siglo XVIII, con la aparición del concepto de medicina social e higiene pública, se produjeron importantes logros médicos, algunos derivados de la necesidad de prevenir las enfermedades contagiosas. En este sentido, una de las armas más eficaces fueron las vacunas, es decir, la inoculación de los agentes productores de las enfermedades, debilitados o muertos, para que el organismo humano desarrollase los mecanismos de defensa contra ellas.

El primero que inició las investigaciones en ese campo fue Edward Jenner (1749-1823), el creador de la vacuna de la viruela, que fue pionera en ese sistema de prevención inmunológica. Jenner era un

médico rural y estaba muy familiarizado con los casos de viruela, muy frecuentes en esa época y casi siempre mortales. Observó que las mujeres que ordeñaban vacas que sufrían de vaccina, una enfermedad benigna similar a la viruela humana y propia del ganado vacuno, desarrollaban en las manos unas vesículas muy parecidas a las de la viruela, pero no llegaban a contraer la enfermedad. Estimulado por el gran cirujano John Hunter, investigó el fenómeno y, para comprobar los resultados, inoculó el líquido de la vesícula de una ordeñadora en un niño sano de ocho años, James Phipps. El niño, naturalmente, desarrolló la misma enfermedad que la ordeñadora, es decir, una especie de forma leve de la viruela. Transcurridas varias semanas, inoculó al niño el líquido de la vesícula de un paciente afectado de viruela y el pequeño no enfermó.

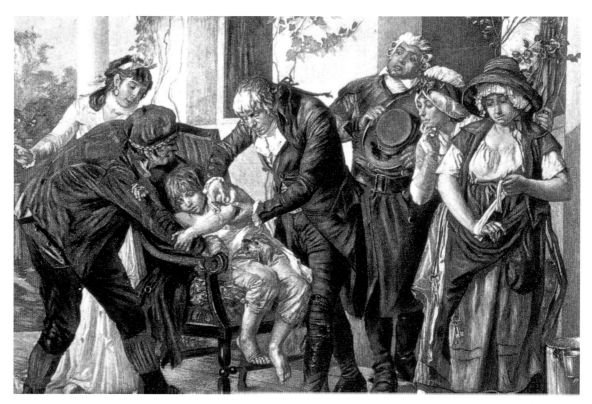

Edward Jenner (1749-1823), médico y pionero de la vacunación, vacunando a James Phipps, de ocho años, con *cowpox* para proporcionar inmunidad contra la viruela, 1796. Biblioteca Nacional de Medicina de EE.UU.

Animado por este buen resultado, Jenner repitió el procedimiento, al que dio el nombre de vacunación, con otras personas. La gente del pueblo pensaba que estaba loco y era reacia a la vacunación porque creía que les crecerían apéndices vacunos por el cuerpo. Pero nada de eso sucedió, sino muy al contrario: los 23 pacientes sobre los que repitió el mismo experimento no solo no desarrollaron la enfermedad, sino que además se demostró que también eran inmunes a ella.

Jenner publicó los resultados de su trabajo y la efectividad del método fue reconocida en toda Europa. Tanto es así que, en 1805, Napoleón ordenó vacunar a todas sus tropas y, poco después, la condesa de Berkeley y lady Duce vacunaron a sus hijos e hicieron que la nobleza inglesa las imitase. El método de Jenner había triunfado y había abierto el camino a la prevención de enfermedades infecciosas.

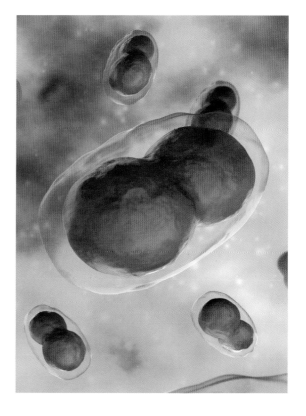

Virus de la viruela humana.

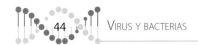

PASTEUR Y LA SEGUNDA GENERACIÓN DE VACUNAS

El siguiente gran avance en el desarrollo de las vacunas llegó de la mano de un eminente científico, Louis Pasteur (1822-1895), poseedor de una mente práctica e imaginativa, unida a una gran capacidad investigadora e intuitiva, y a un incansable interés por la ciencia. Él solía repetir una frase: «La casualidad favorece solo a las mentes preparadas». Y, sin duda, la suya lo estaba, pues uno de sus grandes descubrimientos vino de la mano de un hecho fortuito. Nos referimos al descubrimiento de la vacunación contra la rabia y, por extensión, de un método de lucha contra las enfermedades infecciosas.

En 1879, Pasteur y su equipo estaban investigando los mecanismos de transmisión de la bacteria que provocaba el cólera aviar y producía la muerte de los pollos. Para ello, inoculaban el patógeno a las aves y hacían un seguimiento del desarrollo de la enfermedad. En el transcurso de la investigación, tanto Pasteur como su ayudante se vieron obligados a ausentarse del laboratorio durante un mes y encargaron el proceso de inoculación a un asistente. Pero este lo olvidó y, cuando ambos regresaron, el cultivo había «en-

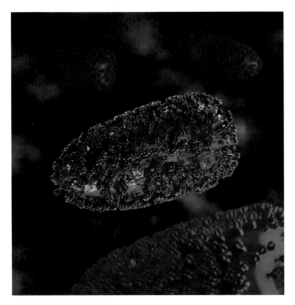

El virus de la rabia se localiza en la saliva y las secreciones corporales y afecta a muchos mamíferos, como perros, gatos, zorros, lobos o murciélagos, que pueden transmitirlo al ser humano.

vejecido», es decir, los microorganismos estaban debilitados. Aun así, se inoculó a los pollos con ese cultivo. El resultado fue que los animales desarrollaron una forma leve de la enfermedad, pero no murieron.

Este hecho hizo recordar a Pasteur que Jenner, en 1798, había descubierto que el virus de la viruela bovina protegía contra la viruela humana y decidió volver a repetir el experimento e inocular a los mismos pollos con una dosis letal del cultivo bacteriano. Los animales sobrevivieron, pues habían desarrollado inmunidad contra la enfermedad.

La diferencia entre el experimento de Jenner y el de Pasteur fue que este empleó los propios agentes patógenos de la enfermedad, pero debilitados. En 1880, Pasteur presentó esta técnica de vacunación como una forma de lucha contra las enfermedades infecciosas, pero no fue bien aceptada por la comunidad científica.

Sin desanimarse, en 1885, comenzó las investigaciones para hallar una vacuna contra la rabia, una enfermedad infecciosa y mortal que padecen varios animales, especialmente los perros, y que se transmite al hombre a través de la saliva de un animal infectado, por medio de una mordedura o un corte en la piel. La enfermedad estaba muy extendida y no existía ningún remedio contra ella; la situación se agravaba porque en aquella época había muchos perros que vagaban sueltos por las ciudades y el campo.

Tras varios experimentos con conejos infectados de rabia, Pasteur logró aislar el agente patógeno y, como sabía que afectaba al sistema nervioso, cuando los conejos morían, extraía y secaba su tejido nervioso para debilitar al patógeno. Así logró fabricar una vacuna experimental que empezó a ensayar en perros, con buenos resultados.

Las investigaciones se hallaban todavía en una primera fase de comprobación, cuando llevaron ante Pasteur a un niño de nueve años, Joseph Meister, que había sido mordido por un perro rabioso y moriría sin remedio cuando desarrollase la enfermedad. Pasteur dudó mucho sobre la conveniencia de tratar al niño con su vacuna experimental, pero después de muchas dudas y tras varias consultas con sus colegas, decidió inyectar al niño una dosis diaria de su vacuna durante 10 días. El tratamiento fue un éxito rotundo, pues finalmente el niño no desarrolló la enfermedad.

Tan importante como el método que estableció para preparar vacunas por atenuación de la virulencia del agente patógeno, fue que con ello demostró sin posibilidad de duda la teoría microbiana e infecciosa de la enfermedad y puso la primera piedra para el inicio del estudio científico de la inmunología.

Hay que recordar que la teoría germinal de Pasteur sobre la causa de las enfermedades infecciosas fue puesta en duda por gran parte de la población, que no comprendía cómo un microorganismo invisible a los ojos podía causar tantos males. Afortunadamente otros sí vieron la luz, como Joseph Lister, que basándose en Pasteur, desarrolló la asepsia moderna, evitando millares de muertes por infección.

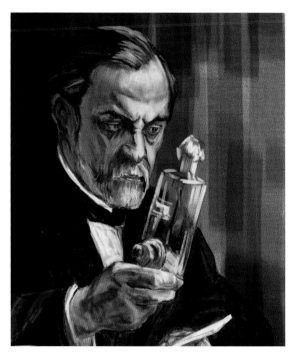

Reinterpretación del cuadro *Louis Pasteur en su laboratorio*, de Albert Edelfelt (óleo sobre lienzo, 1885, que se conserva en el Museo de Orsay, París, Francia). Actualmente, incluso contando con la vacuna, la OMS calcula que la rabia es la causa de unas 55 000 muertes anuales, especialmente en niños, en Asia y África.

TIPOS DE VACUNAS

Se considera vacuna a cualquier preparado que, introducido en el organismo, induce la formación de anticuerpos contra un agente patógeno determinado. Dependiendo del componente patógeno que se utilice para preparar la vacuna, se distinguen cuatro tipos básicos:

- **Vacunas de patógenos vivos**. Se emplea una forma atenuada o debilitada del patógeno, que provoca una ligera infección en quien la recibe, para que de ese modo el organismo genere anticuerpos para combatirla. Este es el tipo de vacuna más habitual y la que genera una respuesta inmunológica de mayor duración. De este tipo son las vacunas contra el sarampión o la varicela.
- **Vacunas inactivadas**. Estos preparados utilizan una proteína o pequeños fragmentos del agente patógeno. Al contrario de las anteriores, no producen ningún tipo de infección en quien las recibe, pero sí generan una respuesta inmunitaria, aunque más leve, por lo que se suelen requerir dosis de refuerzo. Las vacunas contra la tos ferina y la hepatitis A son de este tipo.
- **Vacunas toxoides**. Contienen una toxina o algún componente químico producido por el agente patógeno. Este tipo de vacunas no inmunizan contra la infección en sí misma, sino contra los efectos nocivos de esa infección. Es el caso de las vacunas del tétanos y la difteria.
- **Vacunas biosintéticas**. Se realizan con compuestos sintetizados en laboratorio que son muy similares a ciertas partes del agente patógeno. Este tipo de vacunas tienen la ventaja de que se pueden administrar incluso a personas con el sistema inmunitario debilitado y la desventaja de que precisan dosis de refuerzo para que la protección continúe siendo efectiva. De este tipo es la vacuna contra la hepatitis B.

En la actualidad también se están desarrollando otros tipos de vacunas realizadas a partir del material genético del patógeno y hay muchas esperanzas en las que se basan en el ARN mensajero.

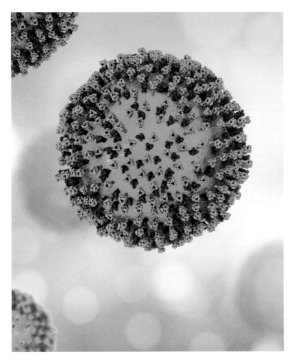 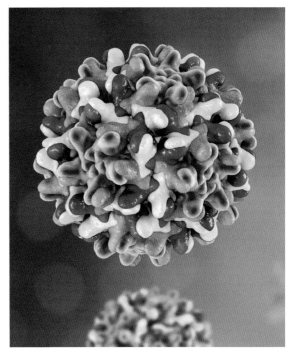

Ilustraciones 3D del virus del sarampión (izquierda) y el de la hepatitis B (derecha). La vacuna para prevenir el sarampión incluye los patógenos atenuados, mientras que la vacuna para la hepatitis B se prepara con compuestos artificiales similares a los del virus.

INMUNIDAD ACTIVA Y PASIVA

Cualquiera de los tipos de vacunas que se han mencionado generan un tipo de inmunidad denominada activa, ya que es el propio individuo al que se le administran quien genera sus anticuerpos. Es un tipo de inmunidad que generalmente puede durar toda vida, porque el individuo es capaz de seguir generando anticuerpos y de «reconocer» al agente patógeno si en el futuro vuelve a ponerse en contacto con él.

Frente a ese tipo se encuentra la llamada inmunidad pasiva, que se genera cuando al individuo se le administra un antisuero de otra persona que ha producido los anticuerpos frente al agente patógeno. Aunque esta inmunidad es efectiva, tendrá una duración limitada, ya que el receptor solo dispone de los anticuerpos que ha recibido y que se van agotando con el tiempo, sin posibilidad de producir más.

En general, la inmunidad activa se emplea como una medida profiláctica, mientras que la pasiva tiene una utilidad terapéutica para curar a personas que ya padecen la enfermedad.

ETAPAS EN EL DESARROLLO DE UNA VACUNA

Habitualmente, desarrollar una vacuna es un proceso largo en el que se suelen invertir varios años de trabajo, durante los cuales se han de cubrir una serie de etapas.

Fase 1. Exploración

El objetivo de esta primera etapa es identificar los antígenos que pueden ser útiles para prevenir la enfermedad en cuestión.

Fase 2. Preclínica

Los antígenos hallados en la fase 1 se cultivan en tejidos o en células y después se procede a la experimentación con animales de laboratorio para evaluar la seguridad y la eficacia del preparado.

Fase 3. Ensayos en seres humanos

Primero se elige un grupo reducido, de menos de un centenar de individuos, generalmente adultos, y se les administran diversas dosis del preparado.

Inmunidad adquirida

Inmunidad activa

Natural

Los anticuerpos se generan en respuesta a una infección

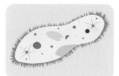

Artificial

Los anticuerpos se generan en respuesta a una vacuna

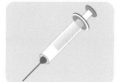

Inmunidad pasiva

Natural

Los anticuerpos se reciben de la madre a través de la placenta o la lactancia

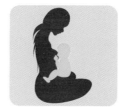

Artificial

Los anticuerpos se reciben de la madre a través de antisueros

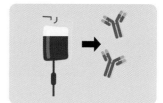

Con esto se busca identificar los efectos secundarios y establecer la dosis más adecuada. Posteriormente se amplía el grupo de experimentación a varios centenares de personas y de nuevo se evalúan los mismos parámetros que antes, pero, además, en esta ocasión, a una parte del grupo solo se le administra un placebo, es decir, una sustancia farmacológicamente inerte (agua, azúcar) que no está relacionado con la enfermedad. De nuevo se evalúan los resultados.

El paso final de esta fase es realizar la prueba, incluida la del placebo, a un grupo de varios miles de individuos y confirmar los resultados obtenidos anteriormente.

Fase 4. Aprobación por las Agencias del Medicamento

Si los datos presentados parecen satisfactorios y son acordes con las medidas de seguridad, eficacia y calidad de la salud pública, se autoriza la comercialización de la vacuna. Algunas compañías farmacéuticas, incluso después de la aprobación del producto, continúan realizando estudios para mejorar la seguridad y eficacia del mismo.

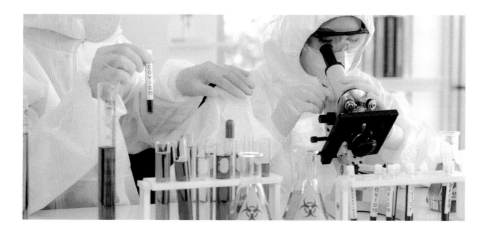

El desarrollo de una vacuna segura suele requerir varios años de investigación y la realización de una serie de pruebas pautadas que se deben superar con éxito antes de que la vacuna sea aprobada y se comercialice.

Pandemias y epidemias

Las enfermedades infecciosas, que son las causantes de brotes, epidemias y pandemias en el mundo, no pueden considerarse como sucesos que afectan a los individuos aislados, ya que los seres humanos no viven así, sino formando poblaciones. La epidemiología se ocupa, precisamente, del estudio de esas enfermedades infecciosas cuando se producen a nivel poblacional, ya que se ven afectadas por ciertos factores que son consecuencia directa de esa forma de desarrollo.

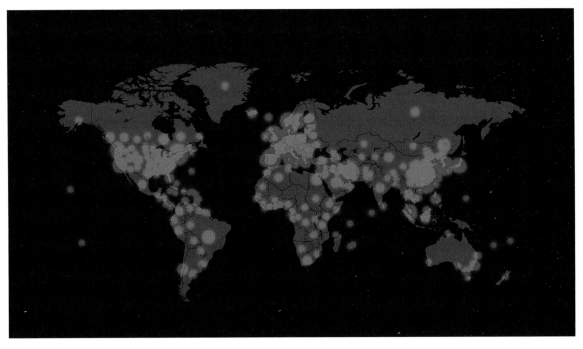

Mapa de la extensión de la pandemia del COVID-19. A partir de China, donde se registraron los primeros casos, el virus se extendió por todo el mundo.

DIFERENCIA ENTRE BROTE, EPIDEMIA Y PANDEMIA

En epidemiología, se considera **brote** epidémico a la aparición repentina de dos o más casos de una enfermedad infecciosa en un lugar específico y en un momento determinado. La aparición de nuevos casos puede prolongarse desde dos o tres días hasta dos o tres meses, dependiendo de la enfermedad.

Se habla de **epidemia** cuando el brote se descontrola y la enfermedad se propaga activamente en una región geográfica concreta y se mantiene en el tiempo. El número de casos que indica la existencia de una epidemia varía en función del agente patógeno, las dimensiones de la población expuesta, su exposición previa a esa enfermedad o la falta de ella, así como la época y el lugar de presentación.

Para la declaración de una **pandemia**, el desarrollo de la enfermedad debe cumplir varios criterios básicos: que se propague por más de un continente; que los casos que se produzcan en cada país deriven de una transmisión comunitaria, es decir, que los contagios se den en varios grupos de personas no relacionados y que se pierda el origen de la transmisión; que la enfermedad tenga un alto grado de infectabilidad y un fácil traslado de un sector geográfico a otro.

Otro término que no debe confundirse con ninguno de los anteriores es el de **enfermedad endémica**, que es la que está constantemente presente en una población. El patógeno puede no ser muy virulento o la mayoría de los individuos pueden ser inmunes, por lo que la incidencia de la enfermedad es baja. Pero bajo determinadas circunstancias, esa endemia se puede extender y convertirse en epidemia.

DESARROLLO DE LAS EPIDEMIAS

Son varios los factores que intervienen en el desarrollo y la propagación de una epidemia. Uno de los primeros es que la población sea muy susceptible a la acción patógena de un agente porque nunca haya estado en contacto con él. Si el patógeno se introduce en esa población suele darse un desarrollo explosivo de la enfermedad. Es el caso de la viruela, que los españoles llevaron a tierras americanas y diezmaron a su población, que nunca había estado en contacto con el virus.

También puede suceder que una población haya estado en contacto con un agente patógeno y haya desarrollado anticuerpos que la haga inmune, pero si el patógeno experimenta una mutación hacia otra variedad, esos anticuerpos son inefectivos. Parece que esa pudo ser la causa de la pandemia de gripe asiática de 1957.

Otro dato a tener en cuenta es que las epidemias, al igual que ciertas enfermedades, se producen en ciclos, dándose primero una fase de explosión con gran número de casos, seguida de un progresivo descenso en los mismos. A continuación, suele haber un periodo de poca actividad hasta que de nuevo comienza otro ciclo de aumentos rápidos y descensos. Ejemplos muy característicos son las enfermedades broncopulmonares, cuya mayor incidencia suele corresponder con la estación invernal, y las de tipo intestinal, que son más frecuentes en épocas estivales. En ambas, la temperatura ambiental es un factor decisivo.

Para la **propagación** de una epidemia, es muy importante tener presente el tiempo que una persona infectada aún es portadora del agente patógeno y puede contagiar la enfermedad, aunque ella ya no presente ningún síntoma. En la mayoría de las enfermedades infecciosas, el agente patógeno encuentra una vía de eliminación que favorece el contagio y suele estar relacionada con la zona del organismo en la que se localice la enfermedad. Así, las infecciones respiratorias suelen eliminarse por la boca y la nariz (gotitas respiratorias, estornudos, toses), las de tipo intestinal por las heces (disentería, cólera), las venéreas por vía genitourinaria (sífilis, gonorrea), las cutáneas por contacto con la piel (sarna, tiña) y, solo en algunos casos, por la sangre, como la malaria.

Lo último, aunque no menos importante, es conocer al menos dos conceptos que están implicados en la medición del desarrollo de una epidemia. El primero de ellos es el de la **incidencia**, que es el número de casos nuevos de una enfermedad en una población y periodo determinados. El otro concepto que hay que conocer es el de la **prevalencia**, que es la proporción de individuos totales que presentan la enfermedad.

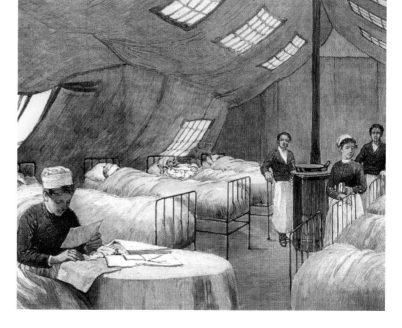

Epidemia de gripe asiática de 1889-1890. En París, ilustración de un hospital de carpas complementarias donde una enfermera atiende a un paciente, durante el invierno de 1890.

CAUSAS DIRECTAS E INDIRECTAS DE LAS EPIDEMIAS

Cuando se habla de las causas directas de una epidemia se hace referencia al agente patógeno que produce la enfermedad infecciosa. Como ya hemos visto, hay varios tipos de microorganismos dañinos y no todos tienen el mismo grado de patogenidad.

En este sentido, hay que distinguir entre los que solo pueden vivir en la materia viva, como es el caso del *Treponema pallidum*, productor de la sífilis, los que también pueden vivir en un ambiente exterior al organismo si se dan las condiciones apropiadas, como el bacilo del tifus, y los de tipo ocasional, que solo parasitan a los seres vivos de forma excepcional.

Junto a esas causas directas determinadas por el tipo de agente patógeno, hay otras indirectas que evalúan el grado de resistencia del huésped y que favorecen o no el ataque y la multiplicación de esos agentes.

Son causas que dependen de factores ambientales (temperatura, grado de humedad), sociales (escasa alimentación, malas condiciones higiénicas, situaciones bélicas) e individuales (grado de inmunidad congénita o adquirida, alergias).

MÉTODOS DE CONTROL

Sin duda, el control inmunológico es el más efectivo para que una enfermedad no se transforme en epidémica. La presencia en el suero sanguíneo de anticuerpos contra un patógeno o su toxina específica tiene como resultado la inmunidad del individuo.

Esa inmunidad, como ya hemos visto, se puede lograr con las vacunaciones de los individuos sanos de una población.

Paralelamente, encontrar métodos de tratamiento eficaces y el uso de barreras para disminuir los contagios son los otros dos pilares en los que se apoyan las medidas de control.

EL ESTUDIO DE LAS ENFERMEDADES EPIDÉMICAS

Para tratar y controlar una epidemia, es imprescindible el estudio detallado de una serie de factores:

1. Conocer e **investigar la enfermedad** tanto desde el punto de vista biológico como desde el aspecto médico.

2. **Conocer los ciclos** que siguen algunas enfermedades ayudará a un control más eficaz.

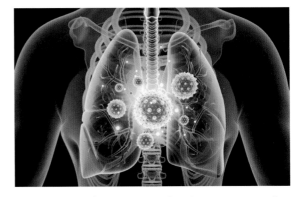

Los métodos para evitar el contagio durante una pandemia dependen del modo de transmisión del agente infeccioso. Por ejemplo, en el caso del dengue y el virus zika es efectivo controlar las poblaciones de mosquitos que, con su picadura, transmiten el patógeno.

3. Los tipos de **agentes infecciosos** que pueden producir enfermedades y su correspondiente **nivel de patogenidad**; hay que conocer sus características biológicas, dónde viven y cómo se reproducen. En el estudio de la epidemiología de cualquier enfermedad es imprescindible saber cómo se mantiene el patógeno en la naturaleza.

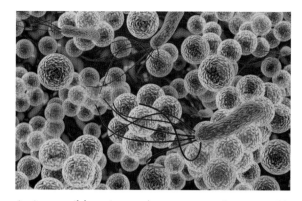

4. Las **posibles vías** por la que se pueden transmitir los agentes infecciosos. La mayoría de los patógenos no pueden permanecer durante mucho tiempo fuera del organismo humano, mientras que hay otros que precisan de vectores intermedios (por ejemplo, mosquitos) o de determinadas condiciones medioambientales para provocar la infección.

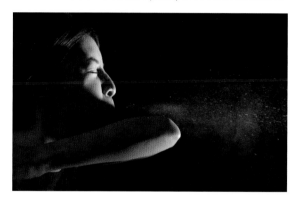

5. **Cómo se defiende el organismo** ante la invasión de un patógeno; primero este debe traspasar las barreras exteriores del cuerpo, como son la piel y las mucosas, y después hacer frente a las barreras internas, es decir, a la respuesta del sistema inmunológico.

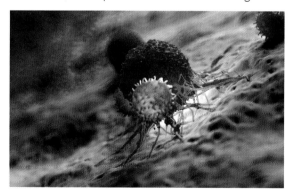

6. La importancia de la **prevención** de las enfermedades con las **vacunaciones**, cuya finalidad es que el organismo ya haya «fabricado» las barreras inter-

nas antes mencionadas previamente al ataque del agente patógeno; así, cuando este se produzca, la respuesta de defensa será mucho más rápida.

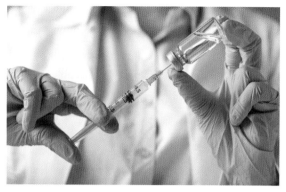

7. Conocer cuándo una enfermedad se convierte en **pandémica o epidémica**: saber su incidencia, el índice de prevalencia en el total de la población, la mortalidad, las estrategias de prevención o control más adecuadas, entre otros factores. Resulta de gran utilidad construir mapas geográficos en los que se represente la difusión y la intensidad de una enfermedad en una zona determinada.

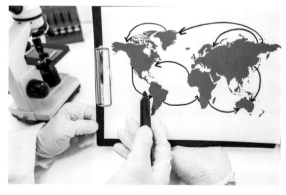

8. Y, por último, pero no menos importante, la influencia que están teniendo los **cambios medioambientales** experimentados por el planeta en las últimas décadas sobre la propagación de las enfermedades.

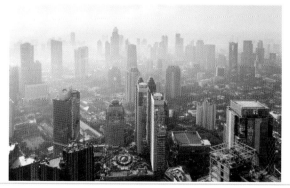

El cambio climático y la difusión de enfermedades

Desde hace más de medio siglo, las actividades humanas, especialmente el consumo de combustibles fósiles, han liberado a la atmósfera gran cantidad de CO_2 y otros gases de efecto invernadero que han elevado la temperatura del planeta, provocando el deshielo de los glaciares, la subida del nivel del mar y una sucesión de fenómenos meteorológicos cada vez más extremos. Todo ello ha alterado el equilibrio del planeta y el hábitat de todos los que vivimos en él, incluidos los agentes patógenos.

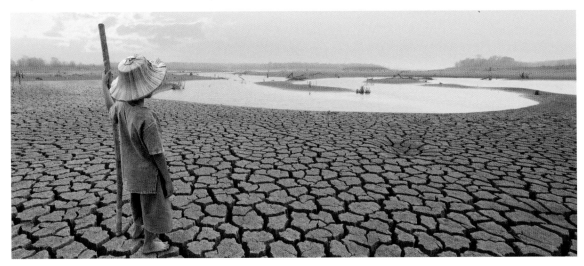

Largos periodos de sequías extremas, lluvias torrenciales que provocan catastróficas inundaciones, olas de calor intenso. Esas son solo algunas de las muchas señales del deterioro que está sufriendo el planeta y que afectan no solo a los ecosistemas y la calidad medioambiental, sino también a la salud de las poblaciones humanas.

EL CAMBIO CLIMÁTICO, UNA REALIDAD

La salud humana y el bienestar se hallan estrechamente ligados a la calidad ambiental y la interacción entre ambos factores entraña gran complejidad. La OMS ya ha advertido sobre la repercusión que puede tener en el aumento de determinadas enfermedades. Por lo tanto, el fenómeno del cambio climático no es exclusivamente un problema medioambiental, sino económico, social y sanitario. En este sentido, los principales impactos sobre la salud, tanto de forma directa como indirecta, estarán relacionados con las temperaturas extremas, la contaminación atmosférica y las enfermedades transmitidas por el agua, los alimentos y los vectores.

EFECTO DE LAS TEMPERATURAS EXTREMAS

Las elevadas concentraciones de los gases de efecto invernadero en la atmósfera (CO_2, óxido nitroso, metano) se manifiestan en un aumento continuado de la temperatura media del planeta. Estos gases se encuentran de forma natural en la atmósfera y son

imprescindibles para la vida, ya que retienen el calor del Sol; pero el aumento en su concentración ha incrementado también la cantidad de calor retenido. Durante el siglo pasado, la temperatura media del planeta subió más de 7 °C y se estima que en este siglo seguirá aumentando de 1,1 a 6,4 °C. Esto provoca una mayor incidencia de las olas de calor y de frío.

El efecto de las olas de calor se expresa de forma directa en un aumento de la mortalidad y la morbilidad, que es la cantidad de personas que enferman en un lugar y un periodo de tiempo determinados en relación a la población total. Aunque parece que este mismo efecto se produce con temperaturas menos elevadas cuando se trata de una población con un acusado índice de envejecimiento. Los mayores riesgos están relacionados con las enfermedades cardiovasculares y respiratorias.

Por lo que se refiere a las olas de frío, los resultados no son tan predecibles, ya que están condicionados por factores económicos, sociales y culturales. El impacto de las bajas temperaturas no es igual en regiones del planeta acostumbradas a ellas, donde los hogares y las infraestructuras se hallan mejor adaptadas, que en zonas más templadas.

La vulnerabilidad de la población en relación con las temperaturas extremas se incrementará en los lugares donde se produzca con mayor frecuencia e intensidad. Los grupos con mayor riesgo serán los niños, los ancianos y los enfermos.

DISPONIBILIDAD Y CALIDAD DEL AGUA

Con el cambio climático la intensidad y los valores de las precipitaciones tienden a ser extremas, se funden la nieve y el hielo, aumenta el vapor de agua atmosférico y la evaporación, varía la humedad de los suelos y se salinizan las aguas subterráneas. Es decir, hay una menor disponibilidad de los recursos hídricos.

El impacto sobre la salud es indirecto, pero muy grave. Las sequías aumentarán el número de enfermedades de transmisión hídrica y a través de vectores. Además, la producción agrícola bajará y habrá más episodios de malnutrición. Si la sequía va acompañada de tormentas de polvo, habrá efectos negativos para el sistema respiratorio y aumentará el transporte de esporas de bacterias y hongos. En el extremo opuesto, la pluviosidad extrema provoca inundaciones y peor calidad del agua por contaminación biológica y química, que aumentará los procesos infecciosos.

EL IMPACTO EN EL AIRE

La contaminación atmosférica causa unos 3,2 millones de muertes al año. Según la OMS, los mayores riesgos para la salud derivan de la exposición a partículas en suspensión, dióxido de nitrógeno, ozono y dióxido de azufre, gases cuya concentración ha aumentado por el cambio climático.

Combatir este problema es muy complejo, ya que la concentración de contaminantes depende de muchos factores (temperatura, viento, topografía etc.). La contaminación del aire favorece el aumento de las enfermedades respiratorias, el asma, las afecciones cardiovasculares y los cánceres de pulmón.

Tras una inundación se debe prestar especial atención a la calidad del agua, ya que puede contener contaminantes biológicos que desencadenen procesos infecciosos intestinales, entre otros problemas sanitarios.

VECTORES

Los cambios climáticos anteriores influyen en la frecuencia y la distribución de las enfermedades transmitidas por vectores, así como en la dinámica estacional tanto de los vectores como de los patógenos. Pueden favorecer la dispersión de esas enfermedades por lugares donde no suelen ser habituales. También el aumento de los viajes turísticos y la intensa movilidad poblacional favorece la dispersión de vectores hacia áreas que no son su hábitat natural.

RECOMENDACIONES DE LA OMS

Según los datos de la OMS, anualmente se producen unos siete millones de muertes debidas, de forma directa o indirecta, a la contaminación atmosférica. El cambio climático ha incrementado la incidencia de enfermedades, como el paludismo, por los problemas de contaminación del agua o el riesgo de que esta sea un reservorio de los mosquitos transmisores; las afecciones diarreicas, por la mala calidad del agua destinada a la alimentación y la higiene; el asma, por la elevada contaminación y el efecto de las altas temperaturas sobre los niveles y la estacionalidad de algunas partículas aéreas, como los pólenes; la malnutrición, pues los cambios en las temperaturas y las precipitaciones afectan a la agricultura; y los casos de hipotermia ocasionados por las bruscas variaciones meteorológicos en cortos periodos de tiempo.

El plan de acción de la OMS va dirigido, en primer lugar, a la concienciación individual y colectiva sobre los cambios que se deben introducir en la forma de vida y en la producción industrial para frenar el cambio climático. Y, en segundo lugar, una acción enfocada al reforzamiento de los sistemas sanitarios de cada país para prevenir y paliar sus efectos.

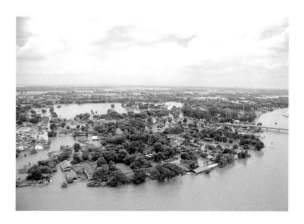

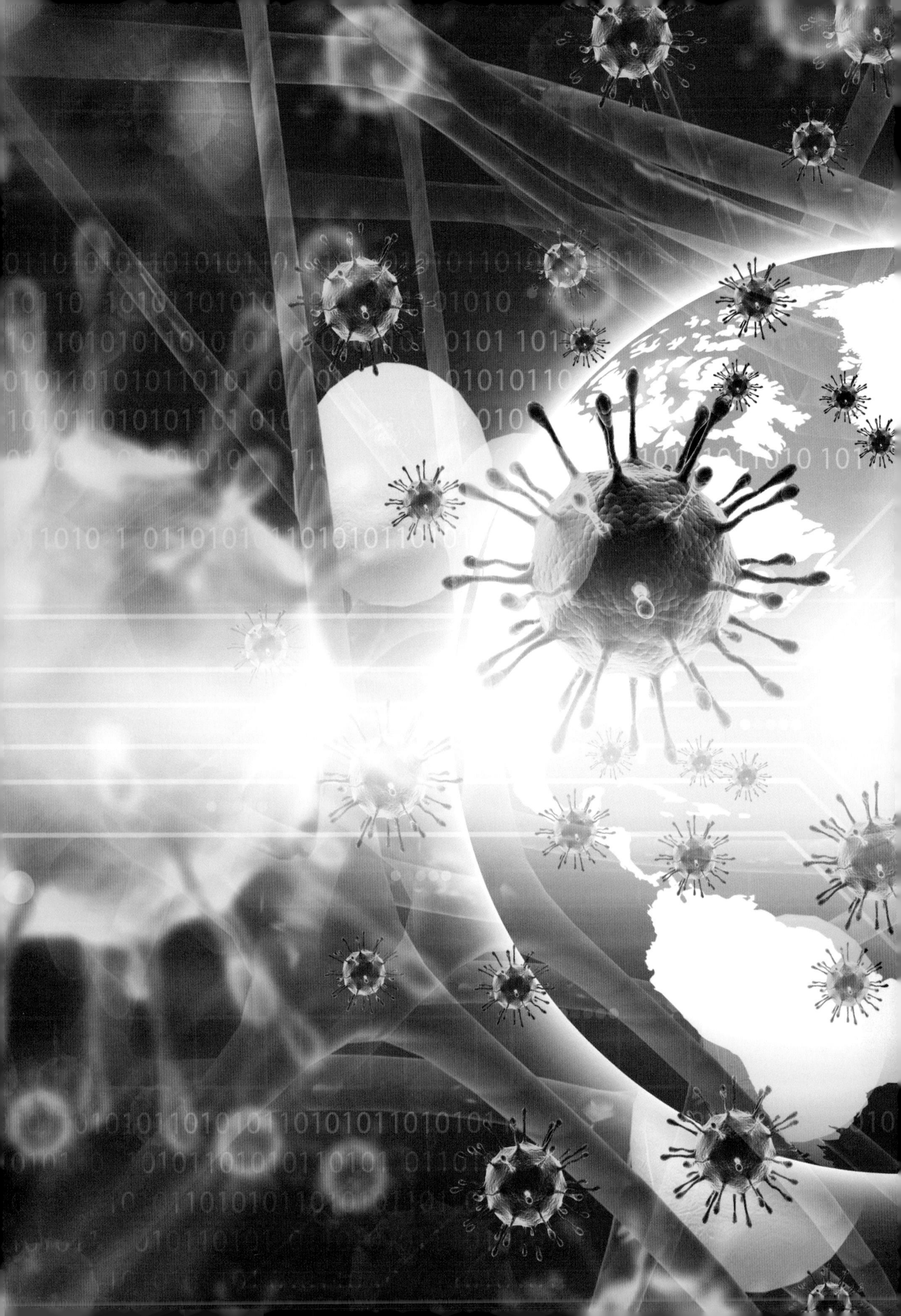

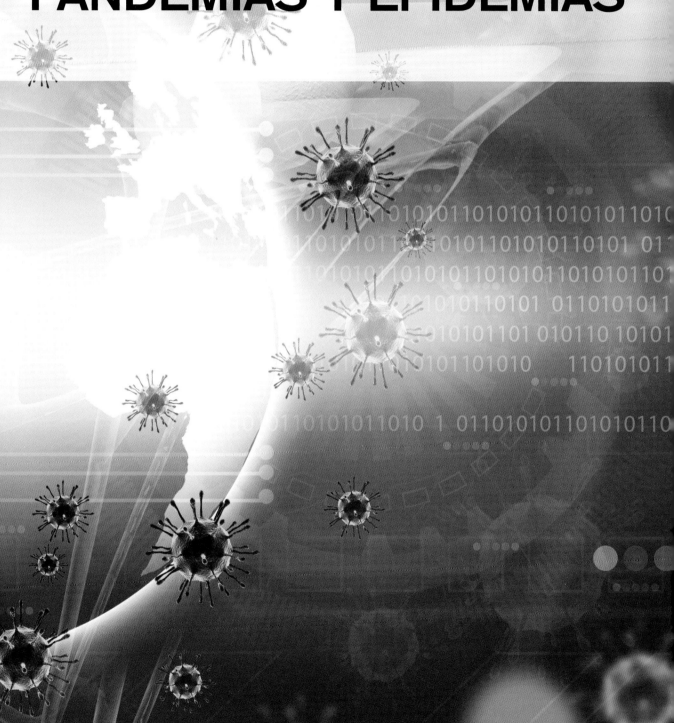

PANDEMIAS Y EPIDEMIAS

Grandes epidemias de la antigüedad

Es difícil la recogida de datos veraces de épocas muy lejanas en el tiempo, pero parece que la humanidad comenzó a sufrir el azote de las epidemias desde la más remota antigüedad. Por ejemplo, se cree que una epidemia de gripe se extendió por Mesopotamia y Asia meridional hacia el año 1200 a. C., aunque los síntomas de esa enfermedad no se describieron hasta el 412 a. C. en escritos del médico griego Hipócrates (460 a. C.-370 a. C.). Aquí solo se van a mencionar algunas de las principales y más mortíferas epidemias de la Edad Antigua documentadas por historiadores y médicos, aunque en algunos casos se desconozca el patógeno que las provocó.

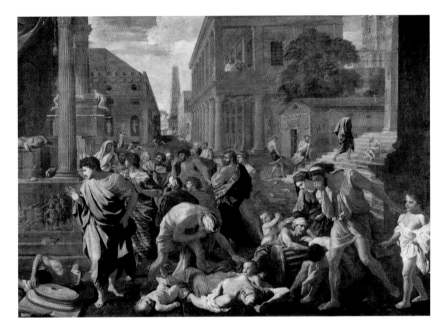

La plaga de Ashdod (1630-1631, Nicolas Poussin). Representa una historia bíblica: los filisteos vencen a los israelitas en una batalla y trasladan su Arca de la Alianza al templo de Dagon, en Ashdod; a la mañana siguiente, la estatua del dios aparece derribada y una gran peste barre la ciudad durante siete meses, hasta que el Arca es devuelta a los israelitas.

LA PLAGA DE ATENAS

Tucídides (460 a. C.- ¿396 a. C.?), en la obra *Historia de la guerra del Peloponeso*, el historiador y militar ateniense describe cómo, en el año 430 a. C., una terrible epidemia de origen desconocido (aún no hay acuerdo sobre si pudo ser fiebre tifoidea, viruela o el virus del Ébola) brotó en África, en los territorios que actualmente ocupa Etiopía, y a través de Egipto llegó hasta la Antigua Grecia. En esos momentos, la ciudad de Atenas estaba abarrotada, ya que el general Pericles había decretado que toda la población se refugiase dentro de las murallas para protegerse del ejército espartano, que se dirigía hacia allí. Pero esta estrategia, que desde el punto de vista militar podía haber sido un éxito, se convirtió en una gran trampa sanitaria: el hacinamiento favoreció la rápida propagación de la epidemia y causó la muerte de la tercera parte de la población. Se cuenta que las piras funerarias eran tan abundantes y el humo tan espeso, que el ejército espartano, en guerra con la ciudad-estado de Atenas, decidió retirarse por miedo a la terrible plaga.

LA PESTE ANTONINA Y EL IMPERIO ROMANO

Muchos años más tarde, entre los años 165 y 180, fue todo el Imperio Romano el que se vio sacudido por una pandemia, narrada por un cronista de excepción, el eminente Galeno de Pérgamo (129-201/216), que por entonces ejercía como médico personal de la familia del emperador Marco Aurelio, que se vio directamente afectada. Parece que se trató de una epidemia de viruela hemorrágica que, desde Oriente (posiblemente China), se propagó por todos los rincones del imperio y afectó al 7-10 % de su población, dejando entre 3 y 5 millones de fallecidos, con cifras superiores en las ciudades debido a la mayor concentración de gente.

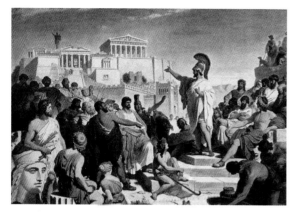

Pericles aboga por Aspasia en su juicio (ilustración de P. von Foltz). El estadista falleció en la segunda oleada de la plaga de Atenas, en el año 329 a. C.

Esta pandemia se considera la séptima más letal de la historia y fue la causante de la muerte del coemperador Lucio Vero, que había combatido en esas fechas en tierras de Oriente, y del propio Marco Aurelio, que sucumbió en Viena a un segundo rebrote de la enfermedad.

LA PLAGA DE JUSTINIANO

Más mortífera aún que la anterior, fue la epidemia que se desencadenó en el Imperio Romano de Oriente entre los años 541 y 549 de nuestra era. Afectó a Europa, Asia y África y ocasionó la muerte de unos 25-50 millones de personas, es decir, falleció casi la cuarta parte de la población mundial es-

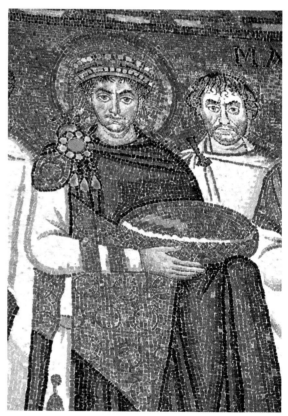

Detalle del mosaico bizantino que representa al emperador Justiniano con su corte (siglo VI, basílica de San Vitale, Rávena, Italia). El propio emperador enfermó de peste durante la primera oleada de la epidemia, pero logró superar la enfermedad.

timada en aquella época. Pero, ¿cuál fue el agente causante de esta terrible epidemia?

Según los estudios realizados por biólogos, arqueólogos e historiadores, la llamada «plaga de Justiniano» se desarrolló en varios brotes, el primero y el segundo en época del emperador y el tercero cuando Mauricio ocupaba el trono imperial. Parece que la plaga pudo ser una epidemia de peste bubónica causada por la bacteria *Yersinia pestis*, que desde los territorios del este de África, posiblemente de la ciudad tanzana de Rhapta, que Ptolomeo cita como un importante enclave comercial de la época (aunque quizá pudo originarse en las estepas de Asia), se expandió por el Alto Egipto hasta Pelusium, cerca del actual Port Said, después a Alejandría, Constantinopla, Antioquía y todos los puertos del Mediterráneo, alcanzando más al norte hasta Dinamarca e Irlanda, y con el tráfico comercial, llegó hasta la India.

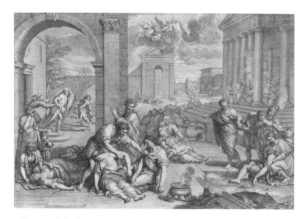

El ángel de la muerte extiende la desolación por la ciudad de Roma. La presión que el Imperio sufría en sus fronteras obligó a acometer largas campañas militares en las que las condiciones higiénicas resultaban muy deficientes. Esa circunstancia, unida al hacinamiento de los soldados, eran un perfecto caldo de cultivo para las enfermedades.

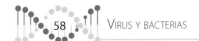

Viruela

La viruela ha sido una de las cinco pandemias más mortales de la historia, no tanto porque los brotes hayan estado muy concentrados en el tiempo, sino por la capacidad de supervivencia del virus patógeno, que ha pervivido a lo largo de los siglos y ha ocasionado, solo en el siglo xx, un total aproximado de 500 millones de fallecidos e infinidad de personas con la piel indeleblemente marcada por las cicatrices. Afortunadamente, desde 1980, la Organización Mundial de la Salud declaró esta enfermedad erradicada en todo el mundo.

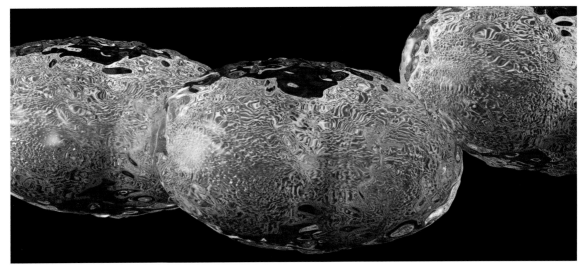

Microfotografía del virus productor de la viruela, en la que se distingue la estructura proteica, con su característica forma de mancuerna, que rodea al ADN vírico.

La viruela es una enfermedad infecciosa muy grave y con un elevado índice de contagio, producida por dos virus: *Variola major*, más agresivo y con un índice de mortalidad de aproximadamente el 40 %, y *Variola minor*, que ocasiona una variante más leve, con un índice de mortalidad inferior al 1 %.

Sobre la extrema peligrosidad del virus de la viruela da una idea saber que la mayoría de los conocimientos que los investigadores tienen sobre su ciclo de vida se han adquirido experimentando con otro estrechamente relacionado con él, *Vaccinia*, productor de la viruela bovina. Así, se conoce que el virus desarrolla todo su ciclo de vida en el citoplasma de las células huésped humanas y que en ellas produce las proteínas que precisa para replicarse. Pero, además, también sintetiza otras proteínas que inactivan la respuesta inmune de la persona afectada, una característica que hace más difícil tratar la infección y aumenta su peligrosidad.

LAS VÍAS DE TRANSMISIÓN

La transmisión de la enfermedad se produce principalmente por tres vías:

- **Por contacto directo entre personas:** a través del aire, por inhalación de las pequeñas gotitas de saliva portadoras del virus y que escapan cuando la persona infectada habla, tose o estornuda; para que tenga lugar este tipo de transmisión se requiere que el contacto sea bastante prolongado y cercano.
- **Por contacto con ropa y objetos contaminados:** la probabilidad de transmisión es menor que en el caso anterior, ya que la supervivencia de los virus sobre cualquier superficie es bastante corta; no hay que olvidar que son entes cuya existencia solo es posible dentro de un organismo vivo.
- **De forma indirecta:** en raras ocasiones, el virus puede propagarse a distancia a través de los sistemas de ventilación de un edificio e infectar a personas que no han estado en contacto directo con el paciente.

ESTRUCTURA DEL VIRUS DE LA VIRUELA

El virus de la viruela mide entre 200 y 450 nanómetros y se incluye dentro del grupo de los llamados virus «grandes», ya que puede observarse empleando un microscopio óptico. Fue el primero que se descubrió de ese grupo.

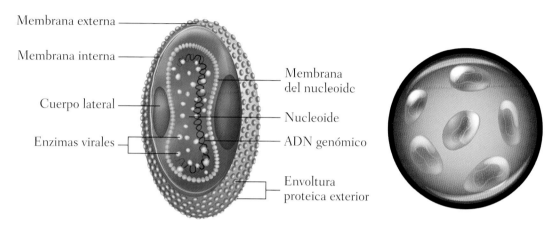

Membrana externa
Membrana interna
Cuerpo lateral
Enzimas virales
Membrana del nucleoide
Nucleoide
ADN genómico
Envoltura proteica exterior

SINTOMATOLOGÍA Y FASES DE LA ENFERMEDAD

Los primeros síntomas de la viruela son muy parecidos a los de la gripe, con fiebre alta (38-40 °C), fatiga, vómitos y dolor de cabeza y de espalda. A continuación, aparece una erupción cutánea muy característica, primero en la lengua y en la boca en forma de manchitas rojas que se convierten en llagas, al tiempo que desaparecen los síntomas anteriores; la fiebre vuelve a subir a medida que progresa la erupción y se extiende por la cara, los brazos, las piernas, los pies y las manos, hasta que a las 24 horas ha cubierto todo el cuerpo. Los «granos» de la erupción se transforman en una especie de protuberancias cargadas de un líquido espeso, que posteriormente se convierten en pústulas muy duras y firmes a la presión, y luego en costras, que al caer dejan profundas cicatrices en la piel. Hay casos en que la enfermedad puede provocar ceguera debido a lesiones en las córneas y otros casos en los que la persona infectada no logra superar la infección y se produce la muerte.

Todo este proceso se desarrolla en varias fases:

1. **Periodo de incubación:** 12-14 días desde el momento de contacto con el virus. Esta etapa no es contagiosa.
2. **Primeros síntomas o fase pródromo:** el periodo dura de dos a cuatro días. En algunos casos ya se puede producir contagio.
3. **Primera erupción:** es la etapa en la que se desarrolla la erupción, suele durar unos cuatro días y es el periodo más contagioso.

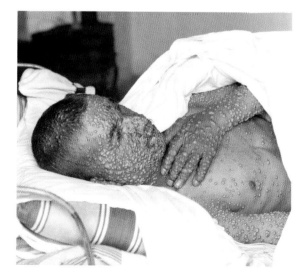

Aspecto de las graves lesiones producidas en la piel de todo el cuerpo en un enfermo afectado de viruela.

4. **Las protuberancias se van convirtiendo en pústulas:** el proceso dura unos cinco días y la persona continúa siendo contagiosa.
5. **Las pústulas se transforman en costras:** dura lo mismo que la fase anterior y se mantiene el estado contagioso.
6. **Periodo de caída de las costras:** las costras comienzan a caerse unas tres semanas después de haber aparecido la erupción y pueden tardar casi una semana más en desaparecer todas; aún persiste la posibilidad de contagio.
7. **Sin costras:** cuando todas ellas han caído, la persona ya no es contagiosa.

LA PRIMERA VACUNA DE LA HISTORIA
No existe ningún tratamiento específico para esta enfermedad verdaderamente grave y muy contagiosa, solo se pueden aliviar los síntomas y evitar que la persona se deshidrate. Por eso resultó un gran logro científico el hallazgo de la vacuna para prevenirla.

Parece que, desde hacía muchos siglos, la medicina hindú y la china ya utilizaban un sistema para prevenir la viruela, que consistía en introducir polvo de costras secas en las fosas nasales de los niños sanos. También en Turquía y Asia Menor se empleaba un sistema similar, que consistía en mojar agujas con el líquido de las pústulas y raspar con ellas la piel de un individuo sano. Y ese fue el sistema que puso en práctica lady Mary Wortle Montagu, esposa del embajador británico en Constantinopla, mientras vivía en la ciudad turca para proteger de la enfermedad a su hijo de seis años. En 1719, la aristócrata regresó a Londres y dos años más tarde, cuando se declaró una epidemia de viruela en la capital londinense, lady Mary pidió a su médico que emplease la «variolización» con su hija de tres años.

Ante el éxito del tratamiento, el médico real, sir Hans Sloane, solicitó probarla con seis reclusos y todos sobrevivieron con tan solo algunas pequeñas pústulas. Después se probó con cinco niños huérfanos y volvió a repetirse el éxito. La prensa se hizo eco de esta noticia y muchos nobles pidieron que se pusiera en práctica con sus hijos. Incluso el futuro Jorge II y su esposa Carolina, todavía príncipes de Gales, hicieron que se inoculara de viruela a sus dos hijas.

A pesar de contar con estos datos y resultados tan positivos, no fue hasta finales de la centuria, exactamente en 1798, cuando el médico inglés Edward Jenner (1749-1823) desarrolló la primera vacuna contra la viruela, que se convirtió en la primera vacuna conseguida en la historia de la medicina, tal como se contó en el capítulo dedicado a la vacunación.

LAS MAYORES EPIDEMIAS DE VIRUELA
La viruela es una enfermedad que ha estado presente a lo largo de toda la historia de la humanidad, pero ha habido épocas concretas en las que se ha presentado con mayor virulencia. Se cree que el virus pudo originarse en la India o en Egipto hace unos 3000 años y las primeras pruebas de su existencia se hallaron en los restos momificados del faraón Ramsés V (siglo XII a.C.).

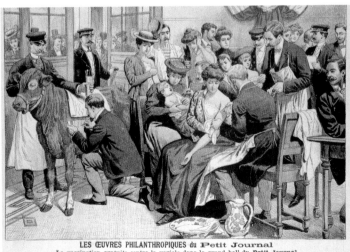

Vacunación gratuita contra la viruela en la pequeña sala del periódico *Le Petit Journal*. Ilustración de las obras filantrópicas de este periódico francés.

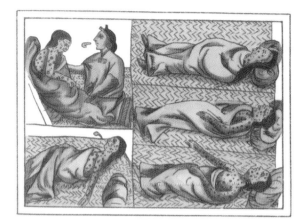

Ilustración del Códice Florentino. La expedición española de Pánfilo de Narváez introdujo la viruela en el imperio azteca en el año 1520, provocando gran número de muertos en la capital, Tenochtitlán.

La enfermedad persistió durante toda la Edad Antigua y se extendió en brotes periódicos por toda Europa, Asia y África a través de las rutas comerciales. Por ejemplo, entre los años 735 y 737, gran parte de Japón se vio afectada por una epidemia de viruela que dejó más de dos millones de muertos. En el siglo XVI, los españoles la llevaron a América, donde el efecto fue devastador, ya que los indígenas no poseían inmunidad natural contra esa enfermedad. Se calcula que, solo en el imperio azteca, provocó la muerte de más de tres millones de personas.

Ya en el siglo XVII, se produjeron tres importantes epidemias en Estados Unidos: la primera de ellas, en 1633-1634, afectó sobre todo a la colonia británica de Massachusetts y dejó unas 1 000 muertes; la segunda, más grave y extensa que la anterior, pues alcanzó también territorios de Canadá, se produjo en 1634-1640 y se saldó con alrededor de 20 000 fallecidos; la última de ellas, la llamada epidemia de Boston, se desarrolló en 1677-1678 y produjo unos 1 000 muertos.

En el siglo XVIII fueron numerosos los brotes, tanto en Estados Unidos y Canadá como en Europa, llegando incluso a Australia en 1789. Fue tal la incidencia, que solo en el continente europeo se calcula que fallecían anualmente unas 400 000 personas y esas cifras sobrecogedoras no mejoraron mucho a lo largo de los siglos XIX y XX, hasta que se logró su erradicación.

ENFERMEDAD ERRADICADA

Los amplios programas de vacunaciones llevados a cabo, primero por cada país y, a partir de 1958 por la OMS, han logrado eliminar la viruela en todo el mundo. El último caso se produjo en 1977 en Somalia y, en 1980, esta enfermedad se declaró oficialmente extinguida, por lo que la vacunación ya no es obligatoria.

De todos modos, aún siguen conservándose cepas del virus en los laboratorios y esto es motivo de controversia entre los científicos. Algunos abogan por su destrucción completa para evitar una infección accidental, mientras que otros argumentan que su destrucción no evita la amenaza de que la enfermedad vuelva a resurgir.

VIRUELA

TIPO DE AGENTE INFECCIOSO
GRUPO: Virus.

FAMILIA: Poxviridae.

GÉNERO Y ESPECIE: *Variola major* y *Variola minor*.

GENOMA: ADN lineal formado por dos cadenas de aproximadamente 186 000 nucleótidos que codifican alrededor de 200 proteínas.

ENFERMEDAD
SÍNTOMAS: fiebre, vómitos, fatiga, erupciones cutáneas, pústulas con líquido, costras.

TRANSMISIÓN: contacto directo de persona a persona; contacto con ropa u objetos infectados; contacto indirecto.

PREVENCIÓN Y TRATAMIENTO
VACUNA: sí.

TRATAMIENTO: no existe.

DISTRIBUCIÓN
Enfermedad erradicada, pero posiblemente de distribución mundial.

Peste bubónica

La peor pandemia que ha sufrido la humanidad, atendiendo al número de muertes totales ocasionadas por los sucesivos brotes que se han producido a lo largo de la historia, ha sido la peste bubónica, también llamada peste negra. Ya hemos visto que la llamada plaga de Justiniano se cree que fue debida a la peste, pero posteriormente a esa, fue especialmente mortífera la que se desencadenó a mediados del siglo XIV, entre los años 1346 y 1353, que se saldó con unos 200 millones de fallecidos.

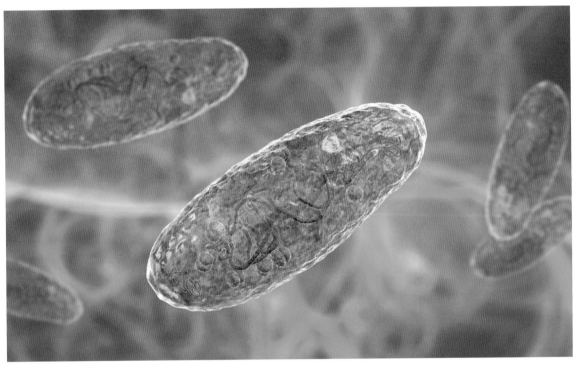

La bacteria *Yersinia pestis*, causante de la peste bubónica, es hasta ahora el agente patógeno con mayor tasa de mortalidad, en torno al 60 % de los casos.

UN PATÓGENO DESCONOCIDO

Aunque las epidemias de peste venían sucediéndose desde el año 541, en 1346, cuando se desencadenó en Europa, los médicos aún desconocían su origen y su tratamiento; lo único que sabían era que se contagiaba con facilidad. Y el hecho de que en su avance no respetase ni a reyes ni a mendigos, hizo que el impacto y el miedo fueran mayores. El pánico se extendió entre la población, los médicos tenían miedo de atender a los enfermos y los cadáveres se acumulaban en las puertas de las casas para que los recogieran los enterradores.

En ese ambiente de tensión y miedo, cada uno tenía su propia teoría sobre el origen de la enfermedad. Algunos creían que era un castigo divino, otros que el origen estaba en los miasmas venenosos que flotaban en el aire, pero todo eran especulaciones.

Uno de los contagiados fue el célebre cirujano Guy de Chauliac (c.1300-1368), durante su estancia en Aviñón como médico personal del papa Clemente VI. Mientras padecía la enfermedad, fue el primero en describir sus propios síntomas y la evolución del cuadro clínico: fiebre, expectoraciones sanguinolentas, ganglios inflamados y abscesos purulentos (bubones), sobre todo en axilas e ingles. Para tratar estos síntomas aconsejaba sangrías y la apertura o la cauterización de los bubones. Al final, no se sabe bien cómo, pero logró sobrevivir.

CICLO DE TRANSMISIÓN DE LA PESTE

La pulga parásita de una rata enferma de peste la pica y chupa sangre contaminada con ese parásito; cuando pica a un hombre, le transmite el agente patógeno

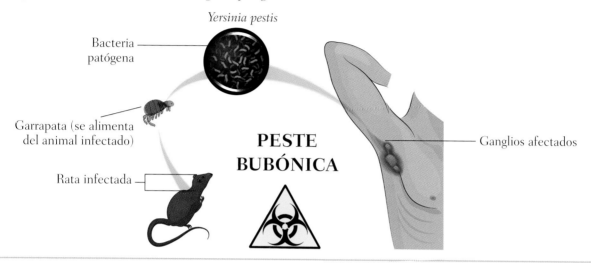

Yersinia pestis

Bacteria patógena

Garrapata (se alimenta del animal infectado)

Rata infectada

PESTE BUBÓNICA

Ganglios afectados

EL DESCUBRIMIENTO DE LA BACTERIA

Cuando se declaró la tercera gran pandemia de peste en 1855, el gobierno japonés y el instituto Koch alemán enviaron a Hong Kong a un grupo de científicos para estudiar los casos que allí se producían. Entre ellos se encontraba el médico japonés Kitasato Shibasaburo (1852-1931). Casi al mismo tiempo y con el mismo objetivo, llegó a la ciudad asiática un equipo de científicos del instituto Pasteur, con Alexandre Emile John Yersin (1863-1943) entre ellos. En 1894, ambos bacteriólogos, de forma simultánea, lograron aislar al agente productor de la peste bubónica, la bacteria *Yersinia pestis*. También hallaron el mismo patógeno en ratas y otros roedores infectados con una enfermedad igual a la peste humana y dedujeron que esos animales eran los reservorios del patógeno.

Pero ellos no encontraron el vector de transmisión entre las ratas y el hombre. Quien realizó ese descubrimiento fue el médico francés Paul-Louis Simond (1858-1947), señalando a una pulga parásita de las ratas (*Xenopsylla cheopis*) como vector transmisor: cuando la pulga picaba a una rata infectada, extraía sangre que era portadora de la bacteria y, cuando esa pulga picaba a un hombre, le transmitía el parásito.

En la actualidad se sabe que, a pesar de que la rata sea el principal reservorio de la bacteria, hay otros

animales silvestres que también cumplen esa función y que varían según la localización geográfica; por ejemplo, en Asia Central son varias especies de marmotas e, incluso, los camellos; en Europa, pequeños mamíferos como liebres o conejos; y en Estados Unidos, el perrito de las praderas. También se han hallado nuevos datos sobre los vectores, descubriéndose que ocasionalmente la pulga humana (*Pulex irritants*), o incluso los piojos (*Pediculus humanus*), pueden transmitir la enfermedad con su picadura.

SÍNTOMAS DE LA ENFERMEDAD

Esta enfermedad infecciosa se caracteriza por una inflamación de los ganglios linfáticos, especialmente los del cuello y las zonas inguinal y axilar, que se vuelven dolorosos al tacto. El periodo de incubación es de uno a siete días, durante los cuales comienzan a aparecer los primeros síntomas, que son similares a los de una gripe: malestar general, fiebre de hasta 39 °C, dolor de cabeza y vómitos. Más tarde aparecen los bubones sobre la piel y, por último, comienzan a gangrenarse los dedos de manos y pies, los labios y la punta de la nariz. También pueden presentarse otros síntomas, como asfixia, expectoraciones con sangre y dolor en las extremidades, que en los casos más graves pueden ir seguidos de trastornos gastrointestinales, colapso y coma, hasta el fallecimiento del paciente.

OTRAS FORMAS DE INFECCIÓN

En ocasiones, la bacteria no penetra en el torrente sanguíneo por la mordedura de una pulga, sino a través de las gotitas respiratorias de un sujeto infectado; esas gotitas son inhaladas y se fijan, principalmente, en el pulmón. Es la denominada peste neumónica o pulmonar. Suele aparecer bruscamente, con un periodo de incubación muy corto, de dos a tres días, y sus primeros síntomas son iguales a los de la peste bubónica, pero a las 24 horas se produce una subida brusca de fiebre (hasta 40 °C), dificultad respiratoria, aumento de las pulsaciones y expectoración con sangre. Sin tratamiento, es mortal.

La peste septicémica aparece por infección directa de la bacteria o por contagio con individuos infectados. Se trata de una infección sanguínea con una gran variedad de síntomas y que afecta a varios órganos a la vez. Al igual que la anterior, el resultado es fatal si no se administra un tratamiento antibiótico en los primeros días.

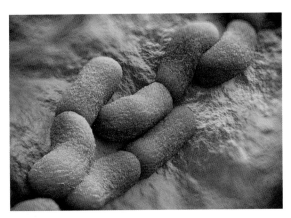

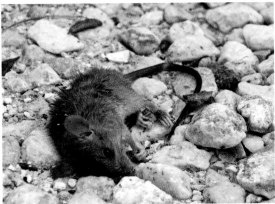

Arriba, bacteria de la peste *Yersinia pestis*. Abajo, una rata, posible reservorio de la bacteria.

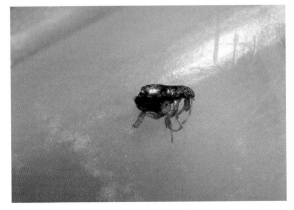

El principal vehículo transmisor de la peste es la pulga *Xenopsylla cheopis* muy común en los roedores. Arriba, pulga de rata intentando morder piel humana.

DIAGNÓSTICO Y TRATAMIENTO

El diagnóstico se realiza a partir de muestras (bubón aspirado, sangre o esputo) tomadas del paciente para realizar un cultivo de laboratorio y detectar la posible presencia de la bacteria. También se pueden tomar muestras de suero, pero solo en las fases tempranas o tardías de la infección.

Como tratamiento, lo más eficaz es el uso de antibióticos, como estreptomicina, gentamicina o tetraciclinas, que disminuyen la mortalidad hasta un 1-5% si se administran en los primeros días de la infección. Aunque en el caso de la peste neumónica no tienen tanto éxito, ya que el desarrollo de la enfermedad es demasiado rápido.

Aunque existen vacunas y se emplearon mucho en el pasado, en la actualidad, con el gran desarrollo de antibióticos muy eficaces, la vacunación está desaconsejada.

LAS GRANDES PANDEMIAS DE PESTE

Desde la primera epidemia de peste de la que se tienen noticias ciertas, que fue la llamada plaga de Justiniano, en el año 541, diversos brotes de la enfermedad continuaron afectando a la población mundial hasta casi finales del siglo XIX, no todos con el mismo índice de mortalidad ni con igual expansión geográfica.

De todos esos brotes epidémicos, ninguno fue tan mortífero y virulento como el que se produjo en las postrimerías del periodo medieval, entre los años 1346 y 1356, y que se denominó peste negra o muerte negra. Parece que el brote surgió en China y desde allí, debido al intenso comercio existente en aquella época con ese país, se fue extendiendo por el resto de Asia, las dos orillas del Mediterráneo y toda Europa, alcanzando incluso hasta las tierras nórdicas e Islandia. El impacto que produjo fue importantísimo, la epidemia empezó de forma súbita, se extendió con enorme rapidez y produjo una elevada mortalidad, que en territorio europeo llegó hasta el 30-40 % y trajo como consecuencia el despoblamiento de amplias zonas. Se calcula que esta gran pandemia ocasionó la muerte de alrededor de 200 millones de personas en todo el mundo.

Esa elevada tasa de mortalidad, sin duda, estuvo favorecida por las malas condiciones higiénicas que imperaban en la época, tanto entre el pueblo llano como entre la nobleza, y por las hambrunas ocasionadas por las malas cosechas y la superpoblación, que ayudaban a que el sistema inmunitario del organismo estuviera debilitado. Aunque por entonces no se conocía el origen de la enfermedad, pronto se dieron cuenta de que las ropas y los paños debían tener alguna relación con ella (las pulgas se esconden entre los tejidos); en Europa comenzaron a quemar la ropa de los infectados y a prohibir la entrada de cargamentos de tejidos en las ciudades.

Aunque esta gran pandemia fue perdiendo virulencia, la enfermedad nunca llegó a desaparecer por completo y se siguieron produciendo brotes, más limitados pero continuos, durante los siglos siguientes. Por ejemplo, en Italia, una serie de brotes de peste bubónica entre 1629 y 1631 dejaron alrededor de 280 000 muertos en Milán y en otras poblaciones de la Lombardía y el Véneto. En la ciudad española de Sevilla, la peste acabó con el 46 % de sus habitantes en 1649. En 1665, en Londres, acabó con la vida de 100 000 personas y, en 1679, causó graves estragos en Viena, donde la cifra de fallecidos alcanzó casi las 80 000 personas.

La tercera gran epidemia de peste, de nuevo con el origen en China, comenzó en 1855 y, en 1900, ya se había extendido por todos los continentes. Produjo más de 12 millones de fallecimientos y no se dio por controlada hasta 1960. Los focos más estables y resistentes se establecieron en países en los que nunca antes se habían producido, como Estados Unidos, Ecuador, Perú, Bolivia, Brasil y Madagascar. Fue precisamente durante esta epidemia de peste cuando se consiguió aislar el bacilo que produce la enfermedad, como ya se ha explicado anteriormente.

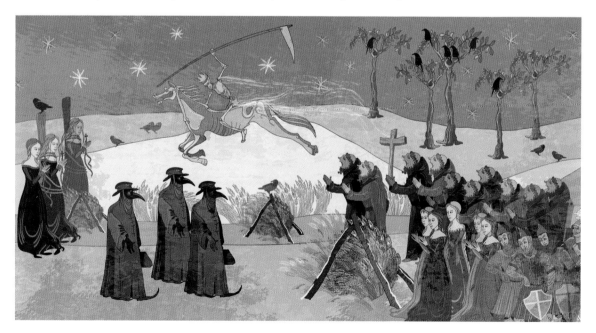

Antigua ilustración que recrea un auto de fe y algunos personajes característicos del periodo medieval, como los médicos de la peste, con sus máscaras protectoras, y el jinete de la muerte portando la guadaña.

LOS MÉDICOS DE LA PESTE

Durante la gran epidemia de la peste negra apareció la figura del llamado «médico de la peste», que era alguien, no necesariamente un médico, a quien pagaba la comunidad para que se hiciera cargo del cuidado de los infectados. En los siglos XVII y XVIII, estos médicos adoptaron una vestimenta muy particular destinada a minimizar los contagios.

Se cubrían con un largo abrigo de tela gruesa encerada y calzaban botas altas en cuyo interior introducían la parte inferior de los pantalones. Llevaban guantes, un sombrero de ala amplia y gafas con cristales. Por último, se cubrían el rostro con una máscara de larguísima nariz en forma de pico, en cuyo extremo introducían sustancias aromáticas y algo de paja para que actuase como filtro para el aire contaminado. Algunos llevaban también un bastón de madera para no tocar a los enfermos.

El aislamiento del patógeno, unido a los conocimientos científicos que ya se tenían sobre la transmisión de enfermedades infecciosas, ayudó a que el índice de mortalidad no fuera tan elevado como podía esperarse al tener en cuenta que la peste estaba afectando a la población mundial. En todos los lugares se adoptaron, con mayor o menor éxito, medidas preventivas que en ocasiones suscitaron muchas polémicas y enfrentamientos. Por ejemplo, en Hong Kong, los médicos británicos aconsejaban abrir las ventanas para favorecer la ventilación, mientras que los médicos chinos creían que las corrientes de aire resultaban muy perniciosas. O el incendio que arrasó parte de la ciudad de Honolulú en 1900, cuando ante la llegada de la peste, decretaron quemar todas las casas del barrio chino porque consideraban que era una zona insalubre y las llamas se descontrolaron, provocando graves daños.

En la actualidad, aunque los brotes de peste están controlados desde mediados del siglo XX, aún continúan produciéndose. Entre 1994 y 2003, la OMS declaró la existencia de 28 530 casos, especialmente en Madagascar, Congo, Tanzania, Mozambique y Vietnam, que dejaron 2015 muertes. Entre 2004 y 2009, según el mismo organismo, los casos estuvieron en torno a los 12 500, con 843 fallecidos. Entre 2010 y 2015, los casos bajaron a 3 250 aproximadamente. Como hemos dicho ya, el último brote del que se tiene noticia se produjo en el año 2020 en la frontera entre Mongolia y Rusia. Hoy día existen muy pocos casos de peste, pero son peligrosos por la dificultad para controlar los animales reservorios de la bacteria, por la elevada tasa de contagio y la mortalidad muy elevada.

PESTE BUBÓNICA

TIPO DE AGENTE INFECCIOSO
GRUPO: Bacteria.

TIPO: Bacilo Gram negativo, anaerobio facultativo.

GÉNERO Y ESPECIE: *Yersinia pestis*.

ENFERMEDAD
SÍNTOMAS: malestar general, fiebre, dolor de cabeza, vómitos, expectoraciones con sangre, inflamación de los ganglios (bubones dolorosos), necrosis de los dedos, los labios y la punta de la nariz, colapso y coma.

TRANSMISIÓN: principalmente, a través de vector, que es una pulga parásita de las ratas y otros roedores; menos frecuente, por gotitas respiratorias de individuos infectados.

PREVENCIÓN Y TRATAMIENTO
VACUNA: sí, pero no es aconsejable.

TRATAMIENTO: antibióticos.

DISTRIBUCIÓN
Asia central, India, Oriente Próximo, Madagascar y focos aislados en el continente africano, centro y oeste de Estados Unidos, Brasil, Bolivia y Perú.

Tifus

Se trata de una enfermedad infecciosa bacteriana causada por dos especies del género *Rickettsia*, *R. typhi* y *R. prowazekii*, que se propagan por la picadura de piojos, pulgas, garrapatas y otros ácaros. Las primeras descripciones que se tienen de esta enfermedad se realizaron en España, concretamente en el reino nazarí de Granada, cuando en 1489 se produjo un importante brote que dejó unos 17 000 muertos, cifra que puede parecer muy pequeña en relación con otras epidemias, pero si ese dato se pone en valores relativos, comparándolo con la población total de un área tan reducida, cobra una mayor importancia.

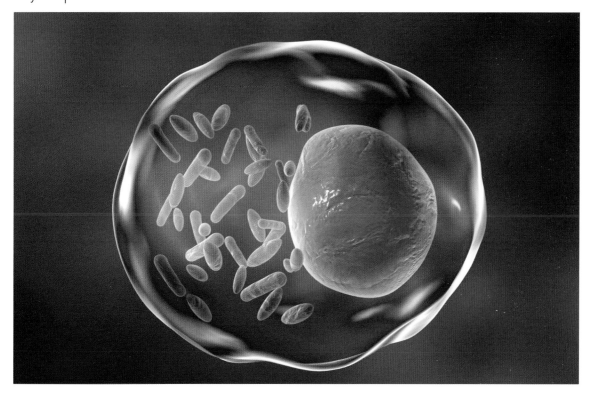

Bacterias del género *Rickettsia* en el interior de una célula humana. Este tipo de bacterias tienen un tamaño muy pequeño, no producen esporas de resistencia y son incapaces de sobrevivir fuera de las células.

TIFUS MURINO O ENDÉMICO

Lo produce la especie *R. typhi* y lo transmiten las pulgas de las ratas y otros roedores (solo ocasionalmente, también las pulgas de gatos, zarigüeyas, mapaches y mofetas). Actualmente es una enfermedad muy poco frecuente y raramente es mortal. Sus síntomas son menos intensos que los del tifus epidémico y los más habituales son: dolor de cabeza, abdominal, articular, muscular y de espalda, tos seca, naúseas y vómitos, una erupción roja y sin brillo que comienza en la zona media del cuerpo y, a partir de ahí, se disemina, y fiebre que puede ser extremadamente alta, de 40,6 °C a 41,1 °C) y puede durar incluso dos semanas. Hay que indicar que los individuos que han padecido una de las dos formas de tifus quedan inmunizados para la otra.

TIFUS EPIDÉMICO

La especie *R. prowazekii* produce el tifus epidémico y es transmitida por el piojo humano. Si un piojo pica a un individuo infectado, adquiere el patógeno, que se reproduce en el interior de sus células. Cuando el piojo migra a un nuevo huésped, deposita el patógeno con sus heces durante la picadura, es decir, lo deja sobre la piel. Pero la picadura produce un intenso picor y el rascado es la forma que aprovecha la rickettsia para penetrar en las células endoteliales que recubren los vasos sanguíneos.

La enfermedad se manifiesta después de un periodo de incubación de aproximadamente 20 días y los síntomas más habituales son fiebre alta, escalofríos, dolor de cabeza intenso, también articular y muscular, tos y taquicardia, junto a un estado de confusión muy característico. Además, entre el cuarto y el sexto día de aparición de los síntomas, surge una erupción que comienza en el pecho y se va extendiendo al resto del cuerpo, excepto a las palmas de las manos y los pies. Esa erupción, al principio, tiene un ligero color rosa y parece desaparecer con la presión; posteriormente adquiere color rojo y, en los casos más graves, adopta un aspecto hemorrágico, transformándose en petequias. Si el enfermo empeora, puede producirse

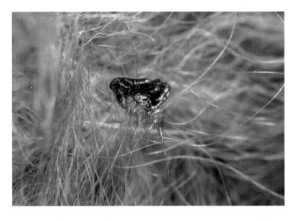

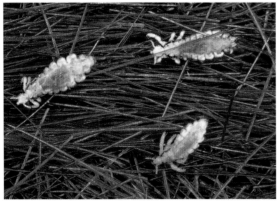

Una de las diferencias entre los dos tipos de tifus es el animal que actúa como transmisor: en el tipo murino es la pulga de las ratas (arriba) y en el tifus epidémico son los piojos humanos (abajo).

colapso vascular, insuficiencia renal, neumonía y daños en el sistema nervioso central.

El índice de mortalidad de esta enfermedad es muy bajo en niños menores de 10 años, pero aumenta con la edad, alcanzando hasta un 60% en pacientes adultos no tratados.

DIAGNÓSTICO, TRATAMIENTO Y PREVENCIÓN

El diagnóstico se basa en un examen físico y la descripción detallada de los síntomas. Después se realiza una biopsia del eritema y pruebas serológicas para confirmar el diagnóstico.

En cuanto al tratamiento, incluye varios antibióticos, especialmente, tetraciclinas, doxiciclina y cloramfenicol. Si el estado del enfermo es muy grave, quizá también necesite oxígeno y suero intravenoso. Es muy importante que la persona infectada permanezca aislada, al menos, durante dos semanas, que mantenga una buena higiene personal y se laven cuidadosamente la ropa y las sábanas para eliminar los posibles piojos que pudieran quedar.

Por lo que se refiere a la prevención, lo más importante es mantener unas pautas adecuadas de higiene y aseo personal. Además, habrá que desinfectar bien las heridas en caso de que se produzca alguna picadura de piojo, ya que, como hemos indicado, la penetración del patógeno se produce al rascar las picaduras y extender las heces del insecto.

ENFERMEDAD DE BRILL-ZINSSER

Se trata de un recrudecimiento del tifus epidémico que se produce años después de la primera crisis o en personas que viven en un área donde esta enfermedad es endémica. Cuando las defensas del cuerpo disminuyen, los agentes patógenos que han permanecido latentes dentro del organismo se activan y producen un tipo de tifus más leve, con fiebre que remite en pocos días y un exantema muy leve o inexistente. La tasa de mortalidad es extremadamente baja.

PRINCIPALES EPIDEMIAS DE TIFUS

Tras la epidemia española de 1489, los brotes de tifus continuaron sucediéndose de forma ininterrumpida desde el siglo XVI hasta principios del siglo XIX. Las numerosas guerras que se libraron en ese periodo en Europa favorecieron que los ejércitos dispersasen diferentes tipos de epidemias, entre ellas, el tifus. Se calcula que durante la Guerra de los Treinta Años (1618-1648), solo en Alemania, el tifus había acabado con el 10 % de su población. A eso hay que añadir las muertes que la llamada «fiebre de Aryotus», que hoy se piensa que era tifus, ocasionaba entre los presos encarcelados debido al hacinamiento y a las pésimas condiciones sanitarias de las prisiones.

La primera gran epidemia del siglo XIX se produjo en Rusia, en 1812, durante la retirada de los ejércitos de Napoleón, y dejó un balance de 300000 muertos. La siguiente, mucho más virulenta, tuvo lugar en 1817 en Irlanda, con un segundo brote unos años más tarde que se extendió también a Inglaterra. Tampoco se libraron los Estados Unidos, donde el tifus apareció en varias oleadas desde 1837 y, 10 años más tarde, alcanzó Canadá, especialmente a la colonia de inmigrantes irlandeses, que llegaban hasta allí en barcos abarrotados de pasajeros que huían de la hambruna de su país.

La enfermedad volvió a rebrotar en Europa entre los ejércitos contendientes de la Primera Guerra Mundial, alcanzando un importante pico en Rusia entre 1918 y 1922, donde se registraron casi tres millones de muertos. La misma situación volvió a repetirse durante la Segunda Guerra Mundial, especialmente en los campos de prisioneros y en los de concentración.

En la actualidad, el tifus epidémico es ya una enfermedad poco habitual, aunque continúan persistiendo focos en algunas áreas de América Central y Sudamérica, y en varios países de África.

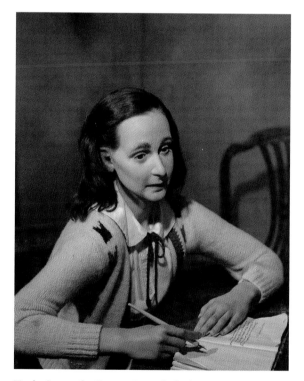

En la Segunda Guerra Mundial, durante la ocupación alemana de los Países Bajos, Ana Frank y su familia, como muchos otros judíos, se escondieron para escapar de la persecución nazi. Tras permanecer ocultos dos años y medio, Ana fue descubierta y enviada, primero, al campo de concentración de Auschwitz y, posteriormente, a Bergen-Belsen, donde en 1945 falleció por tifus.

TIFUS

TIPO DE AGENTE INFECCIOSO
GRUPO: Bacteria.

TIPO: Rickettsia.

GÉNERO Y ESPECIE: *Rickettsia prowazekii* (tifus epidémico), *R. typhi* (tifus murino o endémico).

ENFERMEDAD
SÍNTOMAS TIFUS EPIDÉMICO: intenso dolor de cabeza, muscular y articular, fiebre muy elevada, estado de confusión y erupción por todo el cuerpo que adquiere aspecto hemorrágico en los casos más graves (petequias).

SÍNTOMAS TIFUS MURINO O ENDÉMICO: similares a los anteriores, pero menos intensos.

TRANSMISIÓN: por piojos (epidémico) y pulgas (murino o endémico).

PREVENCIÓN Y TRATAMIENTO
VACUNA: no disponible actualmente.

TRATAMIENTO: antibióticos.

DISTRIBUCIÓN
En focos aislados de América y África.

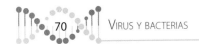

Fiebre tifoidea

Se trata de una enfermedad infectocontagiosa, potencialmente mortal, cuya incidencia actual es baja en los países industrializados, pero aún causa muchos problemas de salud en países con rentas bajas y en grupos de población vulnerables, como los niños. Según datos de la OMS, se estima que anualmente contraen la fiebre tifoidea entre 11 y 20 millones de personas en el mundo y que, entre ellas, unas 130 000 -160 000 acaban falleciendo. Por último, hay que indicar que no debe confundirse la fiebre tifoidea con el tifus, ya que difieren tanto en el agente patógeno como en la forma de transmisión.

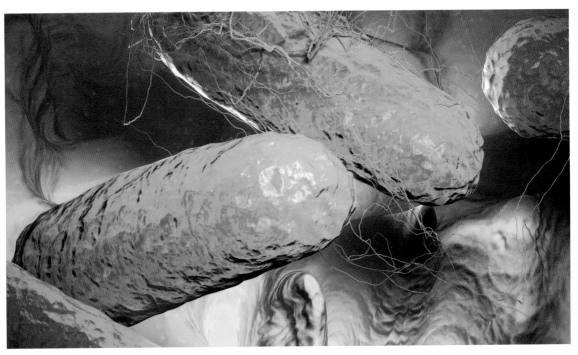

Bacteria *Salmonella typhi*, causante de la fiebre tifoidea, una enfermedad que provoca cientos de miles de muertos anuales en el mundo.

EL BACILO DE EBERT

El agente patógeno productor de la fiebre tifoidea es la bacteria *Salmonella typhi*, que tiene una gran capacidad invasora y una elevada virulencia. También se la conoce con el nombre de bacilo de Ebert, ya que fue el patólogo y bacteriólogo alemán Karl Joseph Ebert (1835-1926) quien la descubrió en 1880.

El ser humano es el único reservorio de este microorganismo, que se transmite habitualmente por vía fecal-oral, aunque en determinadas ocasiones también puede hacerlo por contacto directo con un infectado. La transmisión puede ser: a través de agua contaminada o pescados o mariscos que ha-

yan estado en contacto con ella; por ingestión de comidas o bebidas manipuladas por una persona infectada y con una higiene defectuosa; por usar un inodoro contaminado o por no lavarse las manos adecuadamente después de utilizarlo, ya que este microorganismo se elimina a través de las heces y la orina.

SÍNTOMAS Y DESARROLLO DE LA ENFERMEDAD

Después de un periodo de incubación de una a dos semanas, aunque en ocasiones ese tiempo se reduce a seis días o se prolonga a un mes, la enfermedad se manifiesta de diferentes formas y con distinta intensidad, lo que hace más complicado su diagnóstico. En su presentación más habitual, los

EL CASO DE MARY MALLON

Hay formas muy tristes de pasar a la historia y eso fue lo que le ocurrió a la irlandesa Mary Mallon (1870-1938), a la que en su época se la llamó despectivamente Mary *la tifosa*. Todo empezó en 1900, cuando emigró a Estados Unidos y entró a trabajar como cocinera para una familia acaudalada de Nueva York. A las dos semanas, todos los miembros de la familia habían enfermado de fiebre tifoidea. Desde entonces y hasta 1906, Mary prestó sus servicios como cocinera en ocho mansiones más y el resultado fue siempre el mismo: todos los habitantes de la casa contraían la enfermedad.

El ingeniero de saneamiento estadounidense George Soper fue el primero en sospechar que Mary estaba en el origen de todos esos brotes, así que envió a analizar muestras de su sangre y orina. Los resultados no dejaron lugar a dudas: Mary era portadora de *Salmonella typhi*, pero no mostraba ningún síntoma. Fue arrestada y recluida para evitar la propagación de la enfermedad.

En 1910, un nuevo inspector de salud la puso en libertad con el compromiso de que no volviera a trabajar como cocinera, pero ella no cumplió su promesa y volvió a su actividad bajo el nombre falso de Mary Brown. En 1915 se declaró un nuevo brote en una maternidad de Manhattan; enfermaron 25 personas y dos de ellas fallecieron. Mary *la tifosa*, como ya la apodaban todos, volvió a ser a ser recluida y aislada, y murió de una neumonía después de padecer 23 años de confinamiento.

El cultivo de pequeñas muestras de sangre, médula ósea, heces u orina puede poner en evidencia el crecimiento de la bacteria productora de la fiebre tifoidea.

síntomas son fiebre alta, especialmente por la tarde, fatiga, dolor de cabeza, náuseas, pesadez en las piernas, dolores abdominales, estreñimiento o diarrea y estado de confusión mental. Algunos pacientes también pueden presentar erupciones en forma de manchas de aspecto plano y color rosado, úlceras en el paladar o un velo blanquecino que cubre la lengua.

El ciclo de desarrollo de la enfermedad suele pasar por las siguientes etapas:

- **Primera semana:** el agente patógeno alcanza el intestino y, a través de las vías linfáticas, pasa a los nódulos linfáticos del mesenterio (porción de la membrana abdominal que tapiza el intestino delgado y lo mantiene unido a la pared abdominal posterior) y el hígado. Desde allí, pasa a la circulación sanguínea general. Comienzan las primeras manifestaciones de la enfermedad: malestar general, pérdida del apetito y dolores abdominales.
- **Segunda semana:** el agente patógeno causa lesiones en el intestino delgado y el bazo aumenta de volumen. La fiebre se eleva de forma considerable y aparece un estado de somnolencia.
- **Tercera semana:** se forman «costras» sobre las lesiones del intestino delgado, que luego caen, dejando ulceraciones. Al mismo tiempo, el hígado aumenta de tamaño. La temperatura del enfermo experimenta grandes oscilaciones.
- **Cuarta semana:** en caso de que no hayan surgido complicaciones graves (hemorragias internas, perforaciones intestinales con peritonitis, etc.), en este periodo ya se ha superado la fase más aguda de la enfermedad y comienza una paulatina mejoría. Las úlceras intestinales se han curado, disminuye la confusión mental, la somnolencia y la fiebre. Solo el hígado y el bazo se encuentran todavía un poco inflamados y dolorosos a la palpación.

Durante las cuatro semanas posteriores a la curación, un 15 % de los pacientes sufren recaídas, especialmente si padecen algún tipo de inmunodepresión. Hay que señalar que, incluso cuando los síntomas han desaparecido, el enfermo aún puede continuar siendo portador del agente patógeno, incluso durante años, y puede transmitirlo a otras personas. A estas personas se les llama portadores crónicos: continúan eliminando la bacteria por las heces, pero ellos no presentan ningún síntoma.

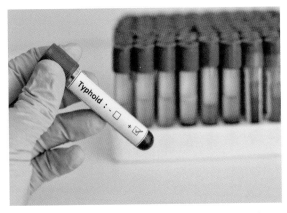

La vacuna antitifoidea clásica tiene la desventaja de no proporcionar inmunidad de por vida, sino solo durante un tiempo. Además, los niños muy pequeños no pueden beneficiarse de ella, por eso, suele tratarse con antibióticos.

Cuando la enfermedad se desarrolla en lactantes y niños pequeños, puede cursar de forma leve y con poca fiebre o, por el contrario, adquirir mayor gravedad, con fiebre intermitente, diarrea e irritación meníngea notable.

DIAGNÓSTICO Y COMPLICACIONES GRAVES

El diagnóstico se suele realizar por hemocultivo, con una sensibilidad del 50-60 %, o algo menor si previamente se han administrado antibióticos. También pueden emplearse cultivos de otros fluidos corporales o de tejidos; el de médula ósea y el de la bilis, ayudan especialmente a diferenciar esta enfermedad de otras que también cursan con fiebre prolongada. Por el contrario, el patógeno suele ser indetectable en los cultivos de heces. Después, el cultivo se analiza bajo el microscopio para detectar la presencia de las bacterias patógenas. Otra forma clásica de diagnóstico es la prueba serológica de Widal, aunque tiene el inconveniente de no ser rápida como las anteriores y producir reacciones cruzadas con otras bacterias entéricas.

Uno de los mayores riesgos de la fiebre tifoidea son las complicaciones de importancia que suelen acompañar a los casos más graves y que, a veces, resultan fatales. Estas complicaciones se manifiestan, sobre todo, en el tracto gastrointestinal en forma de hemorragias digestivas o perforaciones intestinales, que suelen presentarse durante la tercera semana de la enfermedad y requieren atención médica inmediata. Pero las complicaciones también pueden afectar a otras partes del organismo produciendo neumonía, pleuritis, miocarditis (inflamación del músculo cardiaco), endocarditis (inflamación del revestimiento del corazón y las válvulas), meningoencefalitis, osteomielitis, apendicitis, pancreatitis (inflamación del páncreas), hepatitis, colecistitis y flebitis, entre otras.

TRATAMIENTO Y PREVENCIÓN

La fiebre tifoidea se trata con antibióticos, habitualmente ciprofloxacina, azitromicina o ceftriaxona. Su administración debe adecuarse a las características de desarrollo en cada paciente y complementarse con otras medidas que traten los síntomas. De forma general, suele ser suficiente con mantener la terapia durante un mínimo de 10-14 días. Los casos de recurrencia también se tratan con un nuevo ciclo prolongado de antibióticos.

El problema del tratamiento con antibióticos, que es el único eficaz, reside en la creciente resistencia que están desarrollando las bacterias a muchos de ellos, lo que complica cada vez más encontrar uno que sea efectivo.En cuanto a la prevención, lo más importante es mantener una buena higiene personal y que la salubridad de las aguas esté garantizada. Los alimentos deben manipularse siempre con las manos muy limpias, hay que cocinarlos bien y, si es necesario, hervir el agua.

Las nuevas vacunas contra la fiebre tifoidea sí han conseguido alargar el periodo de inmunidad y ser efectivas en niños pequeños, lo que da esperanza en la prevención de esta enfermedad.

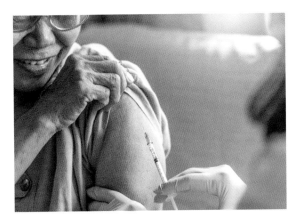

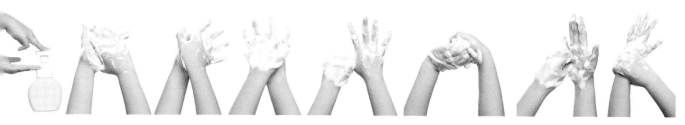

Pasos que deben seguirse para un lavado correcto de las manos. Esta práctica es la medida de prevención básica, no solo para evitar la fiebre tifoidea, sino todo tipo de enfermedades bacterianas y víricas de transmisión fecal-oral o respiratoria.

Otra estrategia eficaz para prevenir y controlar la enfermedad es la vacuna antitifoidea. Desde hace muchos años se utilizan dos tipos de vacunas: una inyectable de antígeno purificado, que se administra a los mayores de dos años de edad, y otra viva atenuada, que se administra en cápsulas por vía oral a personas de más de cinco años de edad. Ninguna de estas dos vacunas confiere inmunidad duradera y no se pueden utilizar en niños menores de dos años.

En diciembre de 2017, la OMS certificó una nueva vacuna conjugada que proporciona una inmunidad más duradera que las anteriores, requiere dosis más pequeñas y se puede administrar a los niños a partir de los seis meses de edad. Esta vacuna ayudará a reducir el frecuente uso de antibióticos para tratar la enfermedad y también frenará el proceso de resistencia a los antibióticos de la bacteria.

EPIDEMIOLOGÍA

Las primeras noticias que se tienen sobre la aparición de la enfermedad parece que se remontan al año 430 a. C., cuando una epidemia de origen desconocido afectó a Atenas, Libia, Egipto y Etiopía, aunque no hay evidencias completamente contrastadas de que se tratase de fiebre tifoidea. Los primeros datos ciertos se remontan hacia la segunda mitad del siglo XIX, cuando, entre 1861 y 1865, una epidemia de fiebre tifoidea afectó a Estados Unidos y dejó 80 000 fallecidos. Hacia finales de siglo, solo en la ciudad de Chicago, se contabilizaron hasta 65 casos por cada 100 000 habitantes. La dos siguientes epidemias, de menor virulencia, se produjeron en 1927, en Montreal (Canadá), y en Reino Unido, entre 1937 y 1938.

Todavía, actualmente, la fiebre tifoidea continúa activa en el mundo, con entre 11 y 20 millones de afectados que, en su inmensa mayoría, se producen en países de Asia, África, América del Sur, Centroamérica y Oceanía. En algunas de esas zonas, la fiebre tifoidea es una enfermedad endémica. En zonas no endémicas, como es el caso de España, la enfermedad suele aparecer de forma esporádica, generalmente adquirida durante viajes a regiones endémicas o epidémicas, especialmente tras contactos con medios escasamente controlados.

FIEBRE TIFOIDEA

TIPO DE AGENTE INFECCIOSO
GRUPO: Bacteria.

TIPO: Entérica.

GÉNERO Y ESPECIE: *Salmonella typhi*.

ENFERMEDAD
SÍNTOMAS: fiebre alta, fatiga, dolor de cabeza, náuseas, pesadez en las piernas, dolores abdominales, estreñimiento o diarrea y estado de confusión mental.

TRANSMISIÓN: por agua o alimentos contaminados; solo ocasionalmente por contacto directo con un infectado.

PREVENCIÓN Y TRATAMIENTO
VACUNA: sí.

TRATAMIENTO: antibióticos.

DISTRIBUCIÓN
Algunos países de Asia, África, América del Sur, Centroamérica y Oceanía.

Fiebres entéricas

Relacionadas con la fiebre tifoidea en cuanto al agente patógeno, están otra serie de enfermedades conocidas como fiebres entéricas o paratíficas, que también están originadas por *Salmonella typhi*, pero por unos serotipos distintos de la bacteria, los serotipos *paratyphi* A, B o C. Estos serotipos determinan el tipo de antígenos que presenta la bacteria en su superficie celular; es un término epidemiológico que podría compararse a la diferenciación en subespecies de los animales o las plantas.

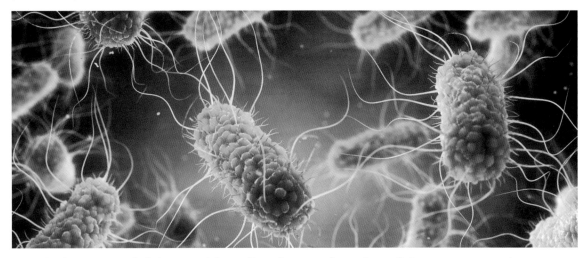

No todos los serotipos de la bacteria *Salmonella typhi paratyphi* producen fiebres entéricas con la misma frecuencia; el serotipo B es el agente más común y el C el menos habitual.

ENFERMEDAD INFECCIOSA AGUDA

Las fiebres entéricas producen un cuadro sintomatológico similar al de la fiebre tifoidea, pero la incubación y el desarrollo es más corto y entrañan menor gravedad.

El serotipo A puede manifestarse con ictericia, trombosis, abscesos hepáticos y, en ocasiones, cuadros sistémicos; además, produce recaídas en un 8% de los pacientes. El serotipo B se manifiesta con un típico cuadro gastrointestinal, mientras que en el serotipo C es más común la septicemia. Además, estos serotipos no tienen como único reservorio al ser humano, sino también a diversos animales. Por ejemplo, en Gran Bretaña se produjo un brote que infectó a vacas lecheras y estas transmitían los agentes patógenos con la leche y las heces. Por lo tanto, la transmisión se produce por contacto directo entre humanos, por contacto con animales infectados o por ingestión de alimentos directa o indirectamente contaminados. En ocasiones, también a través de agua contaminada.

SINTOMATOLOGÍA

El cuadro clínico puede ser similar al de una forma leve de tifus, aunque las enterorragias (hemorragias de la mucosa intestinal) y las perforaciones intestinales son menos frecuentes, predominando las manifestaciones diarreicas, acompañadas de fiebre, dolor de cabeza, vómitos y, en los casos más graves, de sepsis, con un comienzo brusco y con escalofríos, tos, bronquitis, delirio, estupor y bacteriemia persistente.

Cuando el agente patógeno es del serotipo B, puede adoptar la forma de una verdadera gastroenteritis aguda que evoluciona en el transcurso de tres a seis días y comienza algunas horas después de haber ingerido los alimentos contaminados. En este caso, los síntomas suelen ser: fiebre de aparición súbita, dolor de cabeza intenso, naúseas, vómitos prolongados y diarrea.

DIAGNÓSTICO, TRATAMIENTO Y PREVENCIÓN

El diagnóstico y el reconocimiento de la salmonela causante se basa en su aislamiento en la sangre (hemocultivo), la orina (cultivo de orina) o las heces (coprocultivo), y en las pruebas de fermentación y

PRINCIPALES VÍAS DE TRANSMISIÓN

A diferencia de la fiebre tifoidea, las fiebres entéricas pueden transmitirse también a través de los animales.

PRINCIPALES VÍAS DE TRANSMISIÓN

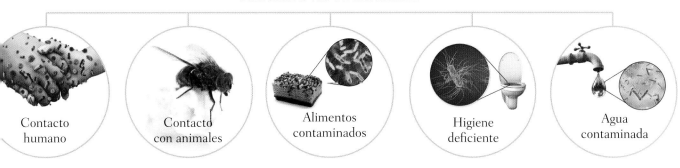

Contacto humano   Contacto con animales   Alimentos contaminados   Higiene deficiente   Agua contaminada

aglutinación con antisueros específicos. Su tratamiento no difiere del de la fiebre tifoidea: administración de antibióticos, reposo, control dietético y tratamiento hidratante cuando las manifestaciones generales son de tipo gastroentérico. La profilaxis se basa en la higiene cuidadosa, tanto personal como de ropa e inodoro, y en una alimentación adecuada.

LA EPIDEMIA DE COCOLIZTLI

En el continente americano y desde un punto de vista epidemiológico, el encuentro entre españoles y pobladores nativos tuvo una inmensa repercusión. América llevaba aislada de Europa, Asia y África miles de años y la masiva llegada de seres humanos, animales y plantas procedentes de otros lugares se saldó con la aparición de enfermedades que afectaron a las dos poblaciones en contacto.

Una de las epidemias más devastadoras que sufrió la población indígena y diezmó su número entre 1545 y 1548 recibió el nombre de «epidemia de cocoliztli». Aunque en un principio se pensó que podría tratarse de viruela, los últimos estudios se inclinan porque fueron fiebres entéricas causadas por *Salmonella typhi paratyphi*, ya que el genoma de este agente infeccioso se ha hallado en los dientes de algunos indígenas enterrados en esa época. El resultado fue el fallecimiento del 80 % de la población nativa de Nueva España, pues su sistema inmunológico no estaba preparado para ese nuevo agente patógeno.

A esa primera oleada epidémica de fiebres entéricas, siguió otra en 1576 que, se inició en Ciudad de México y en un año se extendió por el norte hasta Sonora y por el sur alcanzó Guatemala. Esta segunda oleada resultó devastadora: acabó con la mitad de la población. En ambos brotes, y tal como lo describen los cronistas de la época, la sintomatología fue muy similar: fiebre muy alta, intensos dolores de cabeza, dolor abdominal, diarrea, delirios y convulsiones. Una sintomatología que en 3-4 días ocasionaba la muerte de los pacientes.

FIEBRES ENTÉRICAS

TIPO DE AGENTE INFECCIOSO
GRUPO: Bacteria.

TIPO: Entérica.

GÉNERO Y ESPECIE: *Salmonella typhi serotipo paratyphi* A, B o C.

ENFERMEDAD
SÍNTOMAS: fiebre, intenso dolor de cabeza, dolor abdominal, vómitos, diarrea, tos, delirio, estupor, sepsis.

TRANSMISIÓN: contacto directo entre seres humanos, contacto con animales, ingestión de alimentos o agua contaminados.

PREVENCIÓN Y TRATAMIENTO
VACUNA: no.

TRATAMIENTO: antibióticos e hidratación.

DISTRIBUCIÓN
Mundial.

Difteria

Se trata de una enfermedad infecciosa aguda que años atrás aparecía con mucha frecuencia y comportaba una importante gravedad, siendo una de las principales causas de fallecimiento infantil. Pero a partir de la introducción de la vacuna, entre 1940-1950, la situación ha cambiado, aunque la enfermedad no ha desaparecido. En la actualidad, aproximadamente el 86 % de los niños del mundo están vacunados y sin riesgo, pero un 14 % aún no recibe la vacuna o no se le administran todas las dosis necesarias para lograr la inmunidad.

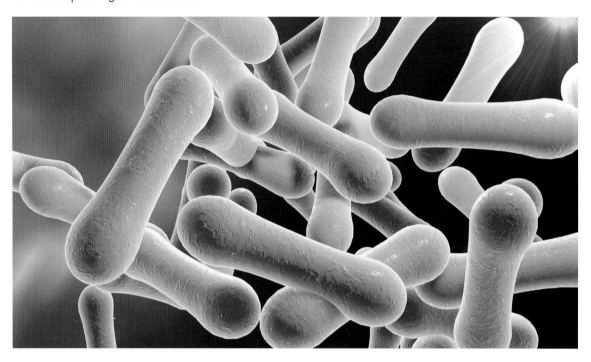

El bacilo de Klebs-Löffler es la bacteria *Corynebacterium diphteriae*, causante de la difteria.

UNA BACTERIA, TRES FORMAS

El agente patógeno responsable de la difteria es *Corynebacterium diphteriae*, también conocido como bacilo de Klebs-Löffler, una bacteria con forma de bastón fino y ligeramente engrosado en uno de sus extremos. La bacteria se presenta en tres biotipos diferentes que, de mayor a menor patogenicidad, se denominan *gravis*, *intermedius* y *mitis*. El factor de virulencia de la bacteria es una potente endotoxina que únicamente se produce cuando este microorganismo es infectado por un fago (virus). La toxina se dispersa por la sangre desde el lugar de la infección; es decir, la bacteria no necesita penetrar en el torrente sanguíneo, solo lo hace la toxina.

El descubrimiento de este agente infeccioso se debe al físico y patólogo alemán Edwin Klebs (1834-1913) y al bacteriólogo, también alemán, Friedrich Löffler (1852-1915). Klebs localizó por primera vez la bacteria en 1883 y, al año siguiente, Löffler la cultivó *in vitro* e infectó a cobayas, que desarrollaron una enfermedad con una sintomatología muy semejante a la difteria humana, comprobando también que la bacteria producía un compuesto soluble (la toxina) que se transportaba por todo el organismo.

TRANSMISIÓN DE LA ENFERMEDAD

El único reservorio de esta bacteria son los seres humanos y el grupo más susceptible de contagio es, sobre todo, el infantil, siendo más habitual que

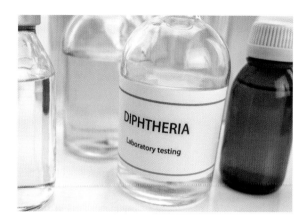

La investigación científica nunca es fruto del trabajo de una sola persona. Un buen ejemplo es el descubrimiento del bacilo productor de la difteria, que no hubiera sido posible sin el esfuerzo combinado de dos grandes investigadores: Klebs y Löffler.

se produzca entre los dos y los siete años, y excepcional por debajo de los seis meses de edad.

La transmisión se produce por contacto directo o por vía aérea, a través de las gotitas respiratorias que se expulsan al estornudar o al toser. Hay que tener en cuenta que la bacteria sobrevive durante horas en el medio ambiente, por lo que la transmisión a partir de tejidos u objetos contaminados adquiere también mucha importancia. Lo habitual es que el periodo de transmisión sea de unas cuatro semanas para pacientes no tratados y de uno a dos días para los enfermos tratados con antibióticos,

aunque en ocasiones ese periodo puede prolongarse durante semanas o meses.

SINTOMATOLOGÍA

Los síntomas, que pueden ir desde leves a muy graves, comienzan a manifestarse después de dos a cinco días aproximadamente de haber estado en contacto con el agente infeccioso. Tras ese periodo, que suele ser asintomático, aparece un leve dolor al deglutir, acompañado de fiebre moderada y malestar general. Poco a poco, las amígdalas, la faringe, la laringe y la nariz (a veces también otras mucosas) se cubren de una espesa capa blanquecina o grisácea, fuertemente adherente, que puede llegar a bloquear las vías respiratorias y dificultar la respiración.

A partir de ese momento, aumenta la frecuencia cardíaca y la fiebre, y los nódulos linfáticos del cuello se inflaman. En los casos más graves, la toxina puede alcanzar otras partes del organismo y producir problemas renales, trastornos hemorrágicos por la disminución de las plaquetas, inflamación y lesiones en el miocardio, que provocan alteraciones del ritmo cardiaco, e inflamación de los nervios que a veces desembocan en parálisis.

DIAGNÓSTICO Y TRATAMIENTO

En general, el signo característico para establecer el diagnóstico de difteria es la presencia de la membrana que recubre la garganta. Ese diagnóstico se debe confirmar con un examen bacteriológico de las lesiones.

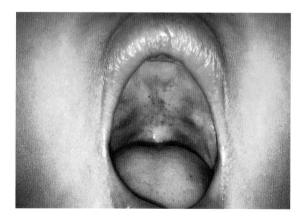
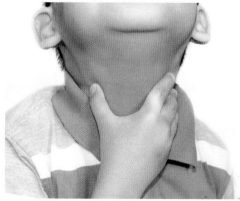

El rasgo más característico de la difteria es la aparición de una membrana blancuzco grisácea que se adhiere fuertemente y cubre el paladar y las amígdalas (izquierda). Los síntomas incluyen inflamación de los nódulos linfáticos del cuello (derecha).

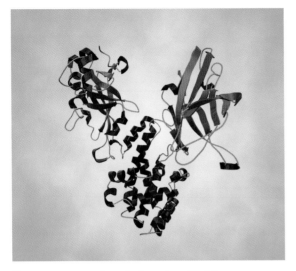

Estructura cristalina de la toxina diftérica, agente desencadenante de la enfermedad.

El tratamiento debe comenzar de forma inmediata y se basa en la administración de una solución de la antitoxina diftérica en inyección intravenosa o intramuscular. También se administran antibióticos. Aunque es una enfermedad grave, su tasa de mortalidad no es de las más elevadas, ronda entre el 5 y 10%.

Aunque no hay un único científico que se pueda atribuir el hallazgo de la antitoxina diftérica para el tratamiento de choque contra la enfermedad, uno de los que más contribuyeron fue el médico y bacteriólogo francés Pierre Émile Roux (1853-1933), asistente y sucesor de Louis Pasteur en su instituto parisino, que entre 1888 y 1890, publicó, junto con Alexandre Yersin (1863-1943), tres memorias en las que aportaron la prueba definitiva de que el origen de la enfermedad era el bacilo de Klebs-Löeffler y que producía una toxina venenosa muy activa. Roux preparó una variedad de suero antidiftérico que tuvo que rivalizar con otra que crearon el bacteriólogo alemán Emil Adolf von Behring (1854-1917) y el médico japonés Kitasato Shibasaburō (1852-1931).

También decisiva, aunque menos conocida, como tradicionalmente ha ocurrido con los logros de las mujeres tanto en el campo de la ciencia como en el del arte, fueron los trabajos de la doctora Anna Wessels Williams (1863-1954), patóloga estadounidense que también ayudó a desarrollar la toxina antidiftérica y creó el primer laboratorio de diagnóstico municipal en Estados Unidos, además de ser la primera mujer nombrada presidenta de ese organismo.

LA IMPORTANCIA DE LA VACUNACIÓN

El método más eficaz para prevenir la difteria es mediante la vacunación durante el primer año de vida. Esta vacuna se administra en tres dosis, generalmente combinada con la vacuna del tétanos y la tosferina, y sirve de base para adquirir una inmunidad vitalicia. Hay que realizar dosis de recuerdo según marquen los programas de inmunización.

La vacunación contra la difteria comenzó hacia 1940-1950, dependiendo de los países, y 20 años más tarde ya estaba accesible en todo el mundo. Su eficacia queda de manifiesto si se tiene en cuenta que, entre 1980 y 2000, los casos de esta enfermedad se habían reducido en un 90%.

EPIDEMIOLOGÍA

Parece que la difteria fue una de las enfermedades que ya afectó al mundo antiguo, como lo prueban algunos indicios hallados en momias egipcias y la descripción que hacía el célebre Hipócrates de Cos en el siglo v a. C. También la menciona Galeno de Pérgamo en el siglo II de nuestra era y hay innumerables referencias en textos médicos procedentes de la China antigua y de Japón. A partir de entonces, y hasta la implantación de la vacunación obligatoria, las epidemias de difteria se han ido sucediendo de forma continuada a lo largo de la historia.

Especialmente conocida fue la situación de Nome, en Alaska, a unos 2º del Círculo Polar Ártico, cuando en diciembre de 1924 se produjeron varios casos que, en un principio, se diagnosticaron como amigdalitis. Pero ya en enero, un niño de tres años murió dos semanas después de presentar los síntomas de la difteria y, a los pocos días, lo hacía una niña con la misma sintomatología.

Ante la inminencia de una epidemia, se solicitó suero antidiftérico a los hospitales cercanos, ya que el pueblo de Nome, con apenas 2000 habitantes, no contaba con él. Pero parece que las existencias se habían agotado. Muy consciente del riesgo al que estaban expuestos, el médico

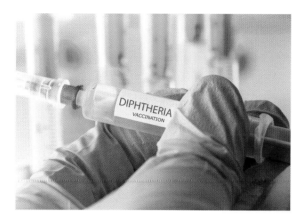

Los países desarrollados han establecido un calendario de vacunación infantil que garantiza las tres dosis de la vacuna contra la difteria, consiguiendo la práctica erradicación de esa enfermedad, aunque aún siga vigente en países en vías de desarrollo.

de Nome escribió al departamento de Salud Pública de Washington y este atendió su petición. Pero, ¿cómo hacer llegar ese material sanitario tan delicado a una ubicación tan lejana? ¡Y en pleno invierno, con temperaturas de hasta -23 °C! La solución fue hacerlas llegar por tren hasta el punto más cercano, Nenana, a unos 1 000 km de Nome. A partir de allí, los mejores conductores de trineos tirados por perros deberían completar el transporte en una «carrera» por relevos. Finalmente, el 15 de febrero, y después de muchas vicisitudes y peligros, el suero consiguió llegar hasta Nome y salvar a la población.

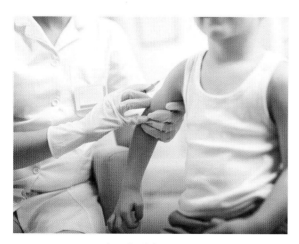

Los niños vacunados de difteria con todas sus dosis quedan protegidos de por vida.

En la actualidad, la mayor incidencia de casos desde el año 2000, según datos de la OMS, ha tenido lugar en los países de Asia sudoriental, especialmente en India, Nepal e Indonesia, que en conjunto han notificado el 96-99 % de los casos que se han producido en la zona. Por ejemplo, entre 2017 y 2019, Bangladesh sufrió una grave epidemia con más de 7 000 casos.

También preocupante es la prevalencia de la enfermedad en África, donde la difteria se ha convertido en endémica. La mayor incidencia de casos se localiza en Madagascar, que entre 2011 y 2015 reportó casi 1 700 casos y en 2016 llegó a cerca de 4 500, seguida de Nigeria, que notificó casi 2 000 casos durante 2018.

Tanto en Europa como en Norteamérica, solo se producen pequeños brotes, que en general son importados. En Sudamérica, gracias a los programas de vacunación, la incidencia de la difteria ha disminuido drásticamente, aunque todavía se producen algunos brotes epidémicos debidos a problemas en el acceso a las vacunas.

DIFTERIA

TIPO DE AGENTE INFECCIOSO
Grupo: Bacteria.

Género y especie: *Corynebacterium diphteriae.*

ENFERMEDAD
Síntomas: dolor de garganta, fiebre, membrana blanquecina fuertemente adherida a las amígdalas, tos seca, hinchazón del cuello, miopatías y afectación del sistema nervioso con parálisis.

Transmisión: contacto directo entre seres humanos o con ropas u objetos infectados.

PREVENCIÓN Y TRATAMIENTO
Vacuna: sí.

Tratamiento: antitoxina diftérica y antibióticos.

DISTRIBUCIÓN
Mundial; endémica en algunos países.

Sarampión

Es una enfermedad infecciosa, grave y muy contagiosa, que afecta principalmente a la población infantil. Antes de 1963, año en que la vacuna estuvo disponible para todo el mundo, las epidemias de sarampión se producían cada dos o tres años, dejando una media de dos millones de fallecimientos al año. La vacunación ha mejorado esas cifras, pero a pesar de que la vacuna es segura, económica y accesible, todavía se siguen registrando más de 100 000 muertes en el mundo por sarampión, la mayoría entre niños menores de cinco años.

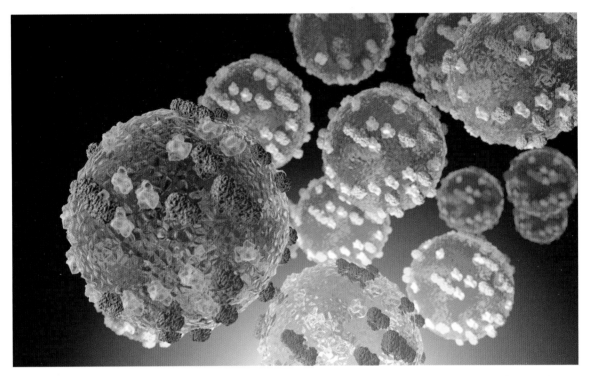

Recreación en 3D de células del virus del sarampión. Esta enfermedad, que produce las manchas características en la piel, puede ser peligrosa.

ENFERMEDAD VÍRICA

El sarampión está producido por un virus del género *Morbillivirus*, de simetría helicoidal y cuyo genoma lo forma una única cadena de ARN. En la cápsula exterior del virus se localizan las glicoproteínas que intervienen en el proceso de infección, denominadas H y F, que son las responsables de la fusión del virus con la célula huésped y su penetración en el interior de la misma. Aunque las referencias a la existencia de este agente patógeno son muy antiguas, el aislamiento del virus no se logró hasta 1954, gracias al trabajo combinado de John Franklin Enders (1897-1985) y Thomas C. Peebles (1921-2010).

El virus solo tiene como huésped al ser humano y, fuera del organismo, es capaz de mantener su capacidad infecciosa durante un tiempo aproximado de dos horas.

TRANSMISIÓN

El virus del sarampión es altamente contagioso y se transmite por contacto con las gotitas respiratorias que emite una persona enferma al toser o estornudar. También por contacto directo con las secreciones nasales o faríngeas de un infectado o con superficies contaminadas, pues, como ya se ha mencionado, el virus continúa siendo activo y contagioso en el ambiente durante unas dos horas. Hay que tener en cuenta que la persona in-

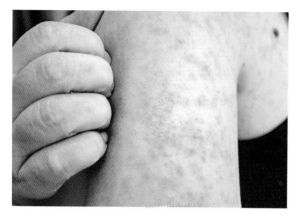

A medida que transcurren los días, la apariencia del exantema también va cambiando: comienza como manchas rojizas que poco a poco se vuelven parduscas y finalmente de color café oscuro antes de desaparecer.

fectada puede ser transmisora de la enfermedad desde cuatro días antes de mostrar ningún síntoma, hasta cuatro días después de la aparición del característico exantema del sarampión.

SINTOMATOLOGÍA Y DESARROLLO DE LA ENFERMEDAD

Se trata de un virus respiratorio que penetra en el organismo por las vías respiratorias altas (en raras ocasiones, a través de la conjuntiva del ojo) y desde allí se puede propagar por todo el cuerpo en menos de dos días. El periodo de incubación puede oscilar entre cuatro y 12 días, durante los cuales el infectado no muestra ninguna sintomatología.

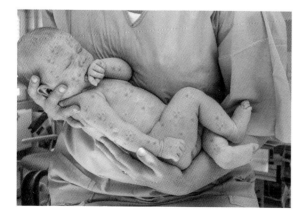

Los casos más graves se dan en niños menores de cinco años, aunque el porcentaje de casos mortales es bajo.

Los primeros síntomas son parecidos a los de una afección catarral, con fiebre alta, que puede llegar a alcanzar hasta 40 °C, secreción nasal, tos seca, enrojecimiento de la conjuntiva del ojo e intolerancia a la luz. Hacia el tercer día, la temperatura desciende y, a veces, aparecen pequeñas manchas blanquecinas, semejantes a granos de sal, en la mucosa de la cara interna de las mejillas (manchas de Köplik).

Al cuarto o quinto día vuelve a subir la fiebre y aparece un exantema en forma de una erupción cutánea de color rojizo que desaparece al presionar con el dedo. Se inicia en la cara y por detrás de las orejas, primero en forma de pequeños puntitos, después se extiende por la boca, el cuero cabelludo y la parte superior del cuello y, poco a poco, va cubriendo la espalda, la región lumbar, las manos y los pies. A medida que el exantema avanza, su aspecto varía y los puntitos iniciales se convierten en el tipo de erupción descrita en un principio. El exantema suele durar algo menos de una semana y después se desvanece, comenzando la mejoría del enfermo.

COMPLICACIONES

Uno de los mayores riesgos de esta enfermedad son las complicaciones que puede llevar asociadas, más frecuentes en menores de cinco años y en adultos de más de 30 años, y que son las responsables de la mayoría de los fallecimientos. Las más habituales son otitis purulenta, bronquitis y afecciones oculares o bucales, y las más graves, ceguera, encefalitis (infección acompañada de edema cerebral), diarrea grave e infecciones respiratorias graves, como bronconeumonía. Las complicaciones graves aparecen, especialmente, en niños pequeños con el sistema inmunitario debilitado o con casos de malnutrición.

DIAGNÓSTICO Y TRATAMIENTO

Para efectuar un diagnóstico, se deben tener en cuenta tres elementos: manifestaciones clínicas, pruebas de laboratorio y epidemiología. En lo que se refiere a las manifestaciones clínicas, tienen que coincidir tres factores: exantema en forma de manchas planas, fiebre alta superior a 38 °C y uno de estos tres: tos, conjuntivitis o irritación de la mucosa nasal. También es importante comprobar si han aparecido las manchas de Köplik. En ocasiones, estas manifestaciones no son tan claras, especial-

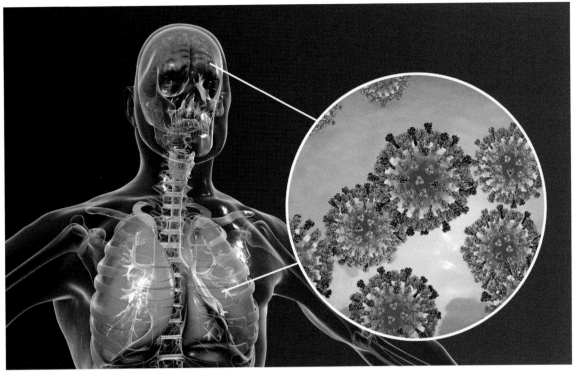

Las complicaciones más graves del sarampión suelen estar relacionadas con los pulmones (neumonías) o con infecciones cerebrales (encefalitis).

mente en el caso de lactantes, personas inmunodeprimidas o que no hayan recibido el ciclo completo de vacunación.

Por eso, el primer diagnóstico clínico debe confirmarse en el laboratorio por la presencia de anticuerpos específicos contra el sarampión o por aislamiento del genoma del virus a partir de exudados respiratorios. El factor epidemiológico es muy útil en el caso de sospecha de sarampión, ya que se debe indagar si la persona afectada ha viajado a zonas donde esa enfermedad es endémica.

En cuanto al tratamiento, no existe ningún antiviral específico, por lo que únicamente es posible tratar los síntomas para paliar las molestias: antipiréticos, asegurar una buena alimentación y una ingesta suficiente de líquidos para combatir la deshidratación que causa la fiebre alta y la diarrea si aparece. En caso de neumonía o de infecciones de ojos u oídos, habrá que administrar un tratamiento antibiótico específico.

Se ha demostrado que también resulta eficaz la administración de vitamina A, incluso a los niños que presentan un buen estado nutricional, ya que los niveles de esa vitamina bajan mucho con el sarampión. Para los mayores de un año, se recomiendan dos dosis de vitamina A administradas con un intervalo de 24 horas entre ambas. Si el estado nutricional es muy deficiente, se puede administrar una tercera dosis entre las dos o cuatro semanas de haber pasado la enfermedad.

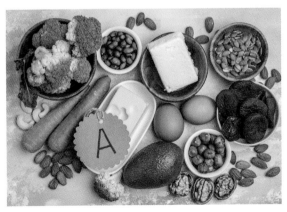

Una dieta que incluya alimentos ricos en vitamina A ayuda en el proceso de recuperación de los pacientes con sarampión.

PREVENCIÓN Y VACUNA

El mejor sistema de prevención es la vacunación de la población infantil, ya sea con la administración de esa vacuna aislada o combinada con la de la rubeola y la parotiditis (triple vírica). Antes de la introducción de la vacuna, el sarampión era una de las enfermedades que se pasaba «obligatoriamente» durante la niñez, de modo que, a los 20 años, aproximadamente el 90 % de la población mundial había pasado la enfermedad. Pero la vacuna ha cambiado esa tendencia; se lleva utilizando desde hace casi 60 años, es segura y muy eficaz. Además, si se combina con campañas de inmunización masiva en países que muestren una elevada incidencia de la enfermedad, la mortalidad disminuye notablemente.

Es muy importante que la primera vacuna se administre a los niños a partir de los 12 meses de edad y que después se aplique una dosis de recuerdo a los cuatro o cinco años. Tampoco hay que olvidar que las mujeres embazadas sin vacunar suponen un importante grupo de riesgo.

El sarampión es la primera causa de muerte infantil, aunque resulta prevenible con la vacunación. Hay que insistir en ello, porque en países donde la enfermedad ya parecía erradicada, está volviendo a resurgir a partir de casos importados y también como consecuencia de las campañas de los grupos antivacuna.

EPIDEMIOLOGÍA

Aunque se piensa que el sarampión fue una de las enfermedades infecciosas responsables de algunas de las grandes epidemias de la antigüedad, no se cuenta con una descripción clara de la enfermedad hasta el siglo IX, cuando el médico persa Al-Razi o Rhazes (854-925), en su obra *Sobre la viruela y el sarampión*, no solo ofrece un detallado análisis de las dos enfermedades, sino que también explica cómo diferenciarlas.

Resulta imposible detallar cada una de las epidemias de sarampión que se han sucedido a lo largo de la historia, porque la enfermedad ha estado siempre presente en ciclos epidémicos sucesivos. Por ejemplo, se tienen noticias de que, a lo largo del siglo XVIII, solo en Estados Unidos y Canadá se produjeron no menos de seis brotes epidémicos importantes, mientras que, en el siglo XIX, las zonas más afectadas por estas oleadas de sarampión fueron Australia y las islas del Pacífico. Ya en el siglo XX, hay que mencionar, especialmente, las dos importantes epidemias que se produjeron en la República Democrática del Congo, la primera en 2010-2014, que dejó unos 4 500 fallecidos, y la segunda en 2019-2020, aún más virulenta que la anterior, con un saldo de más de 7 000 muertes. También se han contabilizado brotes en Vietnam (2013-2014) y, a lo largo de 2019, en Filipinas, Malasia y Samoa.

Como resumen se puede decir que el sarampión es la segunda enfermedad, después de la viruela, que más muertes ha causado en el mundo a lo largo de la historia, con un total aproximado de 200 millones de fallecimientos. Esa cifra se ha reducido notablemente con las campañas de vacunación, pero la enfermedad aún sigue manifestándose con frecuencia en algunas zonas de África y Asia, donde se concentran más del 95 % de los casos mortales mundiales.

SARAMPIÓN

TIPO DE AGENTE INFECCIOSO

GRUPO: Virus.

FAMILIA: Paramixovirus.

GÉNERO Y ESPECIE: *Morvillivirus.*

GENOMA: ARN lineal formado por una sola cadena compuesta por unos 16 000 nucleótidos que codifican ocho proteínas.

ENFERMEDAD

SÍNTOMAS: fiebre alta, secreción nasal, tos seca, ojos llorosos y enrojecidos, a veces pequeñas manchas blanquecinas en el interior de las mejillas y exantema.

TRANSMISIÓN: contacto directo con las gotitas respiratorias que se expulsan al toser o estornudar.

PREVENCIÓN Y TRATAMIENTO

VACUNA: sí, con el virus vivo y atenuado.

TRATAMIENTO: no existe.

DISTRIBUCIÓN

Mundial.

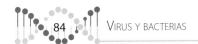

Paludismo o malaria

Aunque el paludismo es una enfermedad reversible y curable, todavía deja un gran número de fallecidos. La OMS estima que al año se producen entre 200 y 250 millones de casos en todo el mundo y que más de 400 000 personas mueren por su causa. La incidencia es especialmente elevada en el África subsahariana, donde se registran el 93 % de los casos de todo el mundo y el 93 % de las muertes. Más de las dos terceras partes de esos fallecimientos son de menores de cinco años.

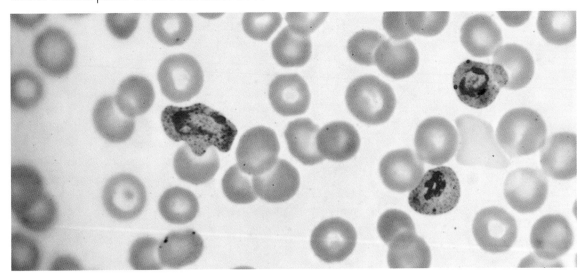

Vista al microscopio de una muestra de sangre infectada con una de las cuatro especies de parásitos que causan la malaria, en este caso, *Plasmodium vivax*.

UN PROTOZOO Y UN MOSQUITO

El agente patógeno que produce la malaria en el ser humano es un protozoo del género *Plasmodium* que parasita los glóbulos rojos y es transmitido por la picadura de un mosquito. Hay cuatro especies de *Plasmodium* transmisoras de la malaria: *P. falciparum*, *P. vivax*, *P. malariae* y *P. ovale*. Las dos primeras son las más habituales, siendo especialmente peligrosa la especie *P. falciparum*, cuya infección puede producir complicaciones renales y cerebrales e, incluso, la muerte. Las cuatro especies se pueden diferenciar bien observando al microscopio una muestra de sangre.

- *P. falciparum:* los glóbulos rojos infectados no aumentan de tamaño ni se deforman, pero muestran parásitos en su interior; a veces contienen gránulos rojizos (puntos de Maurer).
- *P. vivax:* los glóbulos rojos infectados aumentan de tamaño y muestran gránulos de color rosa llamados gránulos de Schüffner.

- *P. malariae:* los glóbulos rojos infectados son de tamaño normal o un poco más pequeños y, dentro de ellos, el parásito adopta formas «en banda» y «en barra»; a veces muestran gránulos rojizos llamados puntos de Ziemann.
- *P. ovale:* los glóbulos rojos infectados aumentan de tamaño y muestran gránulos de Schüffner.

El descubrimiento del agente causante de la malaria lo realizó el médico francés Charles Louis Alphonse Laveran (1845-1922) en 1880. Observando muestras de sangre de personas infectadas por esa enfermedad localizó unos protozoos parásitos dentro de los glóbulos rojos y concluyó que eran los agentes responsables de la malaria.

Esta enfermedad continuó siendo investigada desde el punto de vista clínico por Ettore Marchiafava (1847-1935), Angelo Celli (1857-1914), Giuseppe Bastianelli (1862-1959) y Amico Bignami (1862-1929), que contribuyeron de forma decisiva al conocimiento de todos los aspectos de la malaria. En 1898, los dos últimos lograron demostrar que el vector o agente transmisor eran los mosquitos del género *Anopheles*. Al mismo tiempo, el médico británico sir Ronald Ross (1857-1932) también identificó al *Anopheles* como vector de la malaria y describió el ciclo vital del parásito dentro del mosquito.

UN COMPLEJO CICLO VITAL

El *Plasmodium* desarrolla una parte de su ciclo biológico en los mosquitos y otra parte en el ser humano. Cuando un mosquito infectado pica a un ser humano, le transmite las formas del parásito llamadas esporozoitos, que a través de la sangre llegan hasta el hígado. Allí se multiplican y producen otras formas denominadas merozoitos que serán las que infecten los glóbulos rojos. Una vez en ellos, separan la hemoglobina, destruyen los glóbulos rojos y quedan libres las formas maduras del parásito; algunas de estas formas invaden de nuevo a más glóbulos rojos y otras se transforman en gametocitos sexuales. Estas últimas serán las que infecten a los mosquitos cuando piquen y chupen la sangre, extendiendo de este modo la enfermedad y cerrando el ciclo.

SÍNTOMAS

El síntoma común a todos los tipos de malaria es un ataque febril que coincide con el momento en que los merozoitos invaden nuevos glóbulos rojos. Comienza con escalofríos, la fiebre va subiendo gradualmente, la piel se enfría y adquiere un aspecto de «piel de gallina», aparece dolor de cabeza, vómitos y el pulso y la respiración se aceleran. Después de media hora aumenta la sensación de calor, la piel se torna seca y caliente, los ojos se enrojecen y el paciente se muestra inquieto. La temperatura alcanza niveles muy altos y, tras cuatro o cinco horas, disminuye bruscamente y se inicia una sudoración abundantísima que dura de dos a cinco horas y concluye con un estado de sueño y bienestar en el paciente. El ciclo se repite a intervalos fijos que dependen del tipo de malaria. Además de estos síntomas, el bazo y el hígado aumentan de volumen y aparece anemia.

CICLO VITAL DEL PLASMODIO

Durante su ciclo vital completo, el protozoo se reproduce sexualmente dentro del mosquito y asexualmente en su huésped humano.

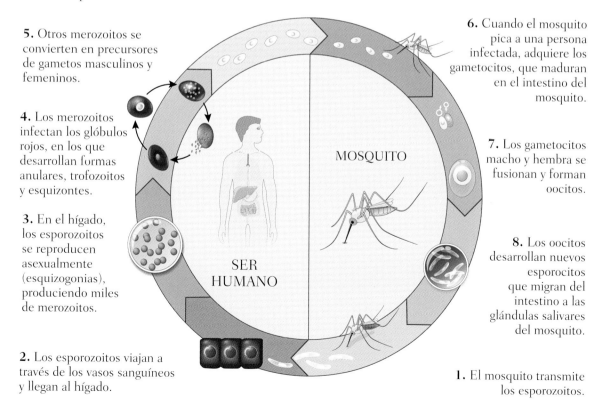

5. Otros merozoitos se convierten en precursores de gametos masculinos y femeninos.

4. Los merozoitos infectan los glóbulos rojos, en los que desarrollan formas anulares, trofozoitos y esquizontes.

3. En el hígado, los esporozoitos se reproducen asexualmente (esquizogonias), produciendo miles de merozoitos.

2. Los esporozoitos viajan a través de los vasos sanguíneos y llegan al hígado.

SER HUMANO

MOSQUITO

6. Cuando el mosquito pica a una persona infectada, adquiere los gametocitos, que maduran en el intestino del mosquito.

7. Los gametocitos macho y hembra se fusionan y forman oocitos.

8. Los oocitos desarrollan nuevos esporocitos que migran del intestino a las glándulas salivares del mosquito.

1. El mosquito transmite los esporozoitos.

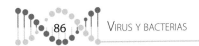

LAS DOS FORMAS DEL PLASMODIO

El plasmodio se presenta en dos formas: el esporozoito, que es la forma infecciosa del plasmodio, es decir, la que transmite el mosquito al ser humano, y el merozoito, que es la forma que infecta los glóbulos rojos del ser humano y se libera en el torrente sanguíneo.

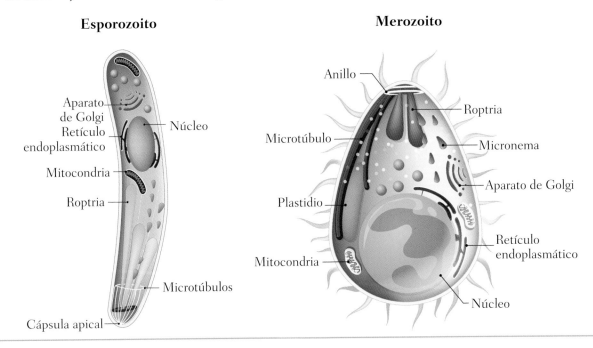

TIPOS DE MALARIA

Marchiafava y Celli, junto con Camillo Golgi (1843-1926), realizaron una clara diferenciación de tres tipos de malaria dependiendo de la especie de plasmodio:

• **Cuartana:** producida por *P. malariae*. Los accesos febriles se producen cada cuatro días, separados por dos días sin fiebre. No es una forma grave.

• **Terciana benigna:** producida por *P. vivax* y *P. ovale*. Los accesos febriles se producen en días alternos, siempre a la misma hora, y el ciclo completo dura 48 horas. No es grave, pero sí habitual.

• **Terciana maligna o perniciosa:** producida por *P. falciparum*. Los accesos febriles alcanzan temperaturas muy altas y se producen cada tres días. El estado general del enfermo es muy comprometido y las complicaciones cerebrales y cardíacas de extremada gravedad.

COMPARATIVA DE LOS TIPOS DE MALARIA

Tipo de malaria	Cuartana	Terciaria benigna	Terciana maligna
Agente patógeno	*P. malariae*	*P. vivax*	*P. falciparum*
Gravedad	Benigna	Benigna	Grave
Periodo de incubación	15 a 16 días	12 a 17 días	9 a 14 días
Duración de la crisis febril	8 a 10 horas	8 a 12 horas	16 a 36 horas
Duración de la infección	3 a 50 años	2 a 3 años	1 a 2 años
Recurrencia	Abundante	Mediana	Muy rara
Lapso entre recurrencias	Muy largo	Largo	Corto

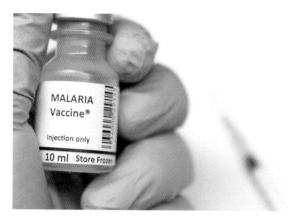

Es muy importante prevenir la malaria en las mujeres embarazadas. La presencia del agente patógeno en la placenta predispone a un parto prematuro y a un recién nacido con un peso más bajo de lo habitual. Además, provoca anemia en la madre y aumenta el riesgo de mortalidad infantil.

Además existe la variedad mixta, con la presencia en la sangre de dos especies del parásito, y la variedad crónica, que aparece por no haberse curado bien o ser resistente al tratamiento.

DIAGNÓSTICO Y TRATAMIENTO

El diagnóstico se realiza por examen al microscopio de muestras de sangre; el parásito se detecta en los glóbulos rojos. También se pueden efectuar pruebas de diagnóstico rápido, sin microscopio, conocidas como RDT.

En cuanto al tratamiento, la base es la administración de medicamentos antipalúdicos; el de elección en la mayoría de los países es la cloroquina, aunque la especie P. falciparum está desarrollando resistencia a ese medicamento, por lo que se aconseja combinarlo con una terapia basada en la artemisinina, sustancia extraída de la planta Artemisa annua.

MEDIDAS PREVENTIVAS Y VACUNACIÓN

Las principales medidas preventivas recomendadas por la OMS se basan en estrategias combinadas que permitan el control de las poblaciones de mosquitos y evitar su picadura: uso de mosquiteros impregnados con insecticidas, fumigación de interiores con insecticidas de acción residual, fumigación de zonas donde abunde el mosquito Anopheles, realización de pruebas diagnósticas y tratamiento de los casos confirmados con antipa-

lúdicos eficaces. Las vacunas contra la malaria llevan en desarrollo desde hace varios años, aunque todavía no hay ninguna recomendada por la OMS.

EPIDEMIOLOGÍA

Las primeras referencias a la aparición de fiebres periódicas de malaria datan del año 2700 a. C. en China, aunque la primera gran epidemia de la que se tienen noticias fue la que se produjo en Sudamérica entre los años 1600 y 1650. Las siguientes documentadas afectaron a la región del noroeste del Pacífico (EE UU), entre 1829 y 1833, con unos 150 000 fallecidos, a Egipto, entre 1942 y 1944, y a la India, entre 2006 y 2007.

Actualmente, la mayor parte de los casos se producen en 89 países del mundo, concentrados, en su mayor parte, en África, Asia y América. A pesar de las medidas preventivas implantadas, la OMS, en su informe del 2020, alerta sobre el aumento del número de casos de los últimos años, estimando que solo en la región de África subsahariana podrían contabilizarse hasta 769 000 nuevos casos, que serían el doble de los registrados en esa zona en 2018.

PALUDISMO O MALARIA

TIPO DE AGENTE INFECCIOSO

Grupo: Protozoo.

Reino: Protista.

Género: Plasmodium.

Especies: P. falciparum, P. vivax, P. malariae y P. ovale.

ENFERMEDAD

Síntomas: escalofríos, fiebre alta intermitente, sudoración abundante, vómitos, anemia, hinchazón del hígado y del bazo.

Transmisión: por picadura de mosquito Anopheles.

PREVENCIÓN Y TRATAMIENTO

Vacuna: solo experimental.

Tratamiento: antibióticos.

DISTRIBUCIÓN

África, Asia y América.

Leptospirosis

Esta grave enfermedad infecciosa y potencialmente epidémica deja más de 500 000 casos al año en todo el mundo, con un índice de mortalidad superior al 10%, según estimaciones de la Organización Mundial de la Salud. La incidencia es especialmente elevada en los países de clima húmedo tropical y subtropical, mientras que en Europa la tasa es mucho más baja, con menos de 500 casos diagnosticados por año en cada país europeo.

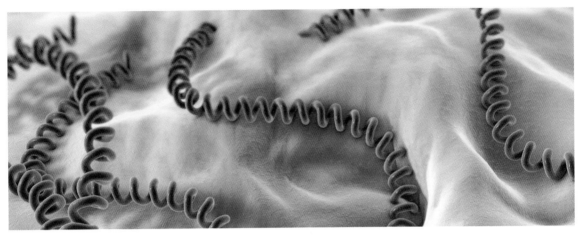

Ilustración en 3D de *Leptospira interrogan*s, la bacteria causante de varias formas de leptospirosis.

ENFERMEDAD ZOONÓTICA

El agente productor es la bacteria *Leptospira interrogans*, que tiene una característica forma en espiral muy enrollada (espiroqueta) y fina, de longitud variable. Se conocen más de 200 variedades serológicas de este microorganismo, todas ellas patógenas para el ser humano y muchos animales, como ratas y otros roedores, ganado (vacuno, ovino, porcino y equino) y animales domésticos, especialmente los perros. Es una enfermedad zoonótica porque los animales son los reservorios del microorganismo y la fuente de infección para el ser humano, que es solo un huésped.

Se trata de un patógeno de movimiento activo y muy resistente, incluso cuando está fuera del organismo humano o animal, y que se aclimata bien en las aguas contaminadas y los fangos, donde puede llegar a sobrevivir varias semanas. En 1883, el neurólogo francés Louis Landouzy (1845-1917) fue el primero en reconocer y describir la leptospirosis humana y, tres años más tarde, el médico alemán Adolf Weil investigó a fondo esta patología que, desde 1888, recibe también el nombre de enfermedad de Weil.

TRANSMISIÓN Y MANIFESTACIONES CLÍNICAS

Los seres humanos adquieren la leptospirosis por contacto directo con la orina de animales infectados. La transmisión de humano a humano se produce en raras ocasiones. La leptospira penetra en el organismo humano a través de pequeñas heridas o erosiones en la piel o a través de las mucosas (conjuntiva y nasofaringe) y se difunde rápidamente por la sangre. El periodo de incubación es de cinco a 14 días, aunque puede variar en un amplio rango entre dos y 30 días; el periodo de transmisibilidad es de hasta un mes. La enfermedad se divide en dos categorías clínicas amplias:

- **Leptospirosis anictérica:** enfermedad leve con síntomas de tipo gripal. Es la más habitual y corresponde con el 90% de los casos diagnosticados. El 35% de los pacientes se recupera completamente a los siete o 10 días.
- **Leptospirosis icterohemorrágica o síndrome de Weil:** es la manifestación más grave y aparece en el 10% de los casos. La primera etapa de la enfermedad dura de ocho a 10 días y la segunda se inicia después de tres días de la remisión de la primera infección.

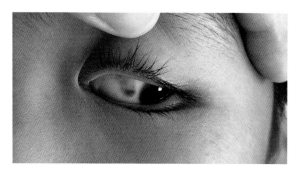 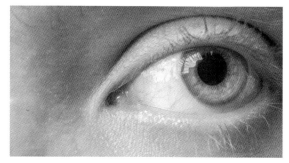

Izquierda, hemorragia conjuntival por leptospirosis. Derecha, ictericia provocada por la misma enfermedad.

SÍNTOMAS

Los síntomas más frecuentes en cualquiera de las manifestaciones de la leptospirosis son: fiebre con fuertes escalofríos, dolor de cabeza que aparece de forma violenta, infección de la conjuntiva ocular y estado general grave con compromiso sensorial. A veces, también se manifiestan dolores musculares, inapetencia y vómitos. En la enfermedad de Weil, a los síntomas anteriores hay que añadir una ictericia más o menos severa, con el bazo y el hígado engrosados, las heces muy poco coloreadas y, por el contrario, la orina hipercoloreada por la presencia de albúmina y glóbulos rojos. En los casos más graves, los afectados pueden morir por choque séptico.

DIAGNÓSTICO Y TRATAMIENTO

Se debe considerar la posibilidad de padecer leptospirosis en cualquier paciente con los síntomas citados y el primer paso será averiguar si ha estado en contacto con animales. A continuación, hay que realizar pruebas serológicas para detectar la presencia de la bacteria: en la sangre se detectan durante la fase aguda o febril y en la orina en fases posteriores. En caso de que estas pruebas no resulten positivas, se puede recurrir a determinaciones serológicas de aglutinación o de lisis. Es una enfermedad de difícil diagnóstico, sus síntomas son similares a los de la influenza, el dengue y las enfermedades hemorrágicas virales, así que conviene realizar diagnósticos diferenciales.

El tratamiento debe ser temprano y se basa en la administración de antibióticos. En los casos más severos, a la terapia antibiótica hay que añadir medidas generales de hidratación, control de los signos vitales y vigilancia de la orina. A veces también será necesario administrar soluciones glucosadas por vía intravenosa, vitaminas C y K para las manifestaciones hemorrágicas, desinfectantes para las vías biliares y un régimen dietético ligero y pobre en grasas.

FACTORES DE RIESGO Y PREVENCIÓN

Son especialmente vulnerables las personas que trabajen en contacto directo con animales domésticos o salvajes, los recolectores de basura y quienes vivan en zonas tropicales y subtropicales. La medida preventiva es la vacunación del ganado y los animales domésticos, así como el control de roedores y el drenaje de las aguas contaminadas. Se han ensayado diversas vacunas polivalentes para uso humano pero todas están en fase de ensayo.

LEPTOSPIROSIS

TIPO DE AGENTE INFECCIOSO
GRUPO: Bacteria.

FAMILIA: Leptospiraceae.

GÉNERO: *Leptospira*.

ENFERMEDAD
SÍNTOMAS: fiebre, escalofríos, dolor de cabeza y muscular; en los casos más graves, ictericia, complicaciones hemorrágicas y fallo renal.

TRANSMISIÓN: contacto directo con la orina de animales infectados o con un ambiente contaminado con esa orina.

PREVENCIÓN Y TRATAMIENTO
VACUNA: no.

TRATAMIENTO: antibióticos y, en los casos más graves, hidratación y control hospitalario.

DISTRIBUCIÓN
Especialmente en países de clima húmedo tropical y subtropical.

Tuberculosis

También conocida como tisis, peste blanca o mal de rey, la tuberculosis es una enfermedad infectocontagiosa que ha afectado a los seres humanos desde tiempos antiguos y todavía actualmente, a pesar de los avances científicos y sociales alcanzados, continúa suponiendo un grave peligro para la salud. Es una enfermedad con una amplia distribución en el mundo y quizá la que más ha prevalecido a lo largo de la historia de la humanidad. Se calcula que casi un tercio de la población mundial está afectada por esta infección, aunque no presente síntomas, y alrededor de unos dos millones de personas mueren anualmente a causa de ella.

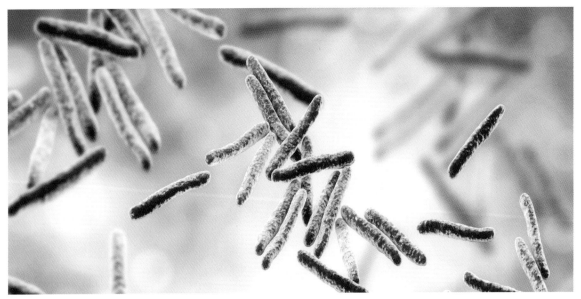

Ilustración en 3D del agente productor de la tuberculosis, *Mycobacterium tuberculosis*, también llamado bacilo de Koch.

UNA BACTERIA PULMONAR

La tuberculosis está causada por *Mycobacterium tuberculosis*, una bacteria que habitualmente afecta a los pulmones, pero que también puede localizarse en el pericardio, el sistema nervioso, los ganglios linfáticos y el sistema osteoarticular, entre otros, mostrando diferentes signos clínicos dependiendo de los órganos afectados.

Una de las características de la bacteria productora de la tuberculosis, que contribuye a que sea muy contagiosa, es su gran resistencia al frío, la desecación o cualquier otra condición adversa, contra la que se protege entrando en un estado latente que es capaz de mantener hasta varios años. De ese modo, una persona infectada puede no saber que padece la enfermedad ya que no muestra ningún síntoma. Es lo que se denomina tuberculosis latente y se estima que un tercio de la población mundial la padece.

El descubrimiento del agente patógeno de la tuberculosis lo realizó el médico y microbiólogo alemán Robert Koch (1843-1910) en 1882 y dio a conocer este importante hallazgo en un discurso pronunciado en el Instituto de Higiene de Berlín. El primer dispensario antituberculoso se fundó en 1902 en la ciudad de Edimburgo, seguido por el de la localidad francesa de Lille.

TRANSMISIÓN

La tuberculosis es una enfermedad altamente contagiosa que se transmite de persona a persona a través del aire, ya que la bacteria es expulsada

¿POR QUÉ TUBERCULOSIS?

El nombre de la enfermedad se debe a la característica lesión, similar a un nódulo o un tubérculo, que se forma en el pulmón y que poco a poco, a medida que la enfermedad se agrava, da lugar a las excavaciones o «cavernas» en el punto afectado.

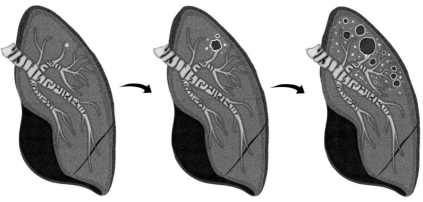

1. Fase inicial de la infección pulmonar.

2. La infección progresa y empiezan a excavarse agujeros en el pulmón.

3. Formación de numerosas cavernas y erosiones en los bronquios.

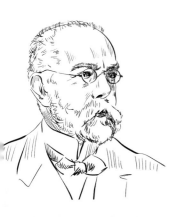

Además del descubrimiento del bacilo de la tuberculosis, Robert Koch describió también los del cólera y el carbunco, y abrió nuevos caminos a la investigación microbiológica. Por estos y muchos otros logros, fue galardonado con el Premio Nobel de Medicina en 1905.

al exterior cuando un enfermo tose, estornuda o escupe. Además, basta con inhalar unos pocos microorganismos tuberculosos para quedar infectado. El riesgo de contagio todavía aumenta más cuando se trata de personas con el sistema inmunitario debilitado a causa de otras infecciones, como VIH, por estar sometidas a tratamientos inmunodepresores, padecer diabetes o malnutrición, o consumir tabaco.

Se calcula que, a lo largo de un año, un enfermo de tuberculosis que no reciba ningún tipo de tratamiento puede llegar a infectar a unas 10-15 personas con las que mantenga un contacto estrecho.

SINTOMATOLOGÍA

Cuando se inicia la enfermedad, aparece tos, fiebre, sudores nocturnos, cansancio, falta de apetito y pérdida de peso. Esta sintomatología se puede mantener durante meses de una forma leve, por lo que el enfermo no es consciente de que está afectado de tuberculosis, no recibe un tratamiento específico y se convierte en vehículo transmisor de la enfermedad. Cuando el proceso se va agravando, suele aparecer disnea (dificultad respiratoria), tos persistente y expectoración purulenta y con sangre. Todo esto en el caso de la tuberculosis pulmonar.

En el caso de estar afectados los ganglios linfáticos, se produce hinchazón de los mismos, especialmente en la zona cervical, y del tejido subcutáneo, con fístulas y úlceras drenantes.

DIAGNÓSTICO Y TRATAMIENTO

La radiografía con rayos X es fundamental para el diagnóstico de la tuberculosis, ya que las lesiones pulmonares se localizan claramente formando cavidades en la mayoría de los casos. También es imprescindible el análisis de una prueba de esputo para detectar la presencia de la bacteria; esta prueba es de muy bajo coste y presenta una elevada especificidad y sensibilidad. Otro sistema es la llamada prueba de la tuberculina o test de

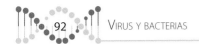

SIGNOS Y SÍNTOMAS DE LA TUBERCULOSIS PULMONAR

La presentación de los siguientes síntomas es característica de una tuberculosis pulmonar activa. Ante la presencia de cualquiera de ellos, es muy importante acudir al médico para que realice un diagnóstico temprano.

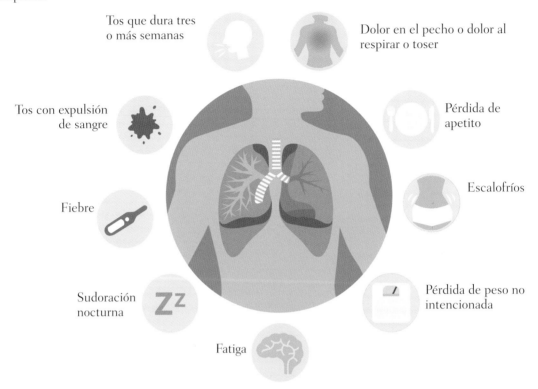

Tos que dura tres o más semanas

Dolor en el pecho o dolor al respirar o toser

Tos con expulsión de sangre

Pérdida de apetito

Escalofríos

Fiebre

Pérdida de peso no intencionada

Sudoración nocturna

Fatiga

Mantoux, que es de tipo cutáneo y solo detecta el contacto con la bacteria, pero no la infección.

En cuanto al tratamiento, se basa en antibióticos antituberculosos, que deben aplicarse al menos durante seis meses. Habitualmente se combinan cuatro de esos fármacos, ya que de ese modo se reduce la posibilidad de aparición de cepas bacterianas resistentes, que es uno de los principales problemas que tienen las enfermedades producidas por bacterias. Es muy importante que el tratamiento se inicie en una fase temprana y el paciente permanezca aislado durante las dos primeras semanas. También la supervisión sanitaria para garantizar que el suministro y la administración del tratamiento sea correcta.

Gracias al diagnóstico y a los tratamientos efectivos, desde el año 2000, se han salvado más de 49 millones de vidas en todo el mundo.

MEDIDAS PREVENTIVAS

Dado que es una enfermedad muy contagiosa, hay que restringir el contacto con la persona infectada

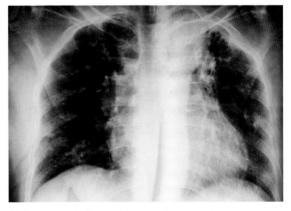

Radiografía de los pulmones de un paciente afectado por tuberculosis pulmonar. Los rayos X muestran la infiltración intersticial del pulmón izquierdo por la infección de la bacteria.

y limpiar y ventilar bien la habitación en la que se encuentre. Además, el enfermo debe lavarse las manos con frecuencia, toser cubriéndose la boca con pañuelos desechables y no fumar.

La primera vacuna contra la tuberculosis fue la BCG, desarrollada por el médico y microbiólogo Albert Calmette (1863-1933) y el biólogo Camille Guérin (1872-1961) a principios del siglo XX y ampliamente utilizada desde 1921, aunque las vacunaciones masivas no comenzaron hasta después de la Segunda Guerra Mundial. Esta vacuna es especialmente eficaz en niños menores de cuatro años; en adolescentes y adultos, los resultados son más variables. En la actualidad se están desarrollando también otras vacunas eficaces para prevenir la enfermedad.

EPIDEMIOLOGÍA

La tuberculosis es una de las pocas enfermedades de las que existen evidencias patológicas desde la más remota antigüedad. Se han localizado trazas de tuberculosis vertebral en restos humanos neolíticos de las culturas precolombinas y en Suecia e Italia. También en momias egipcias de aproximadamente el año 2400 a. C. El médico griego Hipócrates, en el siglo V a.C., la denomina tisis y la define como «la enfermedad más grave de todas, la de curación más difícil y la más fatal». Es la causa del fallecimiento del rey de Francia Carlos IX, en 1574, y a partir de comienzos del siglo XVII, y durante casi 200 años, se convierte en una gran epidemia que asola Europa con el nombre de «Gran peste blanca». Figuras tan conocidas como el poeta Gustavo Adolfo Bécquer (1836-1870), el militar y libertador Simón Bolívar (1783-1830), el músico Federico Chopin (1810-1849) o Rose-Alphonsine Plessis (1824-1847), condesa de Perregaux e inspiradora de la novela *La dama de las camelias*, de Alejandro Dumas, y de la ópera *La traviata*, de Giuseppe Verdi, fueron víctimas de esa temible enfermedad.

Aunque desde el último tercio del siglo XIX se consiguen grandes avances científicos en el conocimiento de la tuberculosis y desde comienzos del XX se inician las pruebas con una vacuna, no es hasta 1944, con el descubrimiento de la estreptomicina por Albert Schatz (1822-2005) y Selman Waksman (1888-1973), cuando se inicia la aplicación de un tratamiento eficaz contra ella.

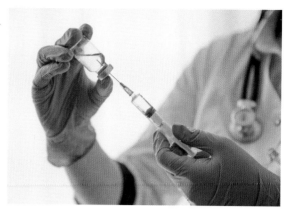

En nuestros días, la tuberculosis es una enfermedad curable y prevenible. Pero sin tratamiento, pueden morir hasta las dos terceras partes de los enfermos tuberculosos.

En la actualidad, uno de los objetivos de la Organización Mundial de la Salud para el siglo XXI es la erradicación de la tuberculosis, pero esa meta aún se ve lejana, pues alrededor de dos millones de personas continúan muriendo en el mundo a causa de esta enfermedad, cuya prevalencia es especialmente importante en Asia y África y ha disminuido, aunque sin desaparecer por completo, en América.

TUBERCULOSIS

TIPO DE AGENTE INFECCIOSO
GRUPO: Bacteria.

GÉNERO Y ESPECIE: *Mycobacterium tuberculosis.*

ENFERMEDAD
SÍNTOMAS: escalofríos, fiebre, sudoración nocturna, fatiga, falta de apetito, pérdida de peso, tos persistente en el tiempo, a veces con expectoración sanguinolenta y dolor en el pecho o al respirar o toser.

TRANSMISIÓN: por vía aérea, al toser, estornudar o escupir.

PREVENCIÓN Y TRATAMIENTO
VACUNA: sí.

TRATAMIENTO: antibióticos.

DISTRIBUCIÓN
Mundial, especialmente en África y Asia.

Varicela-zóster

El virus de la varicela zóster es el causante de estas dos manifestaciones de la enfermedad: la varicela equivale a una infección primaria y el herpes zóster a la reactivación de una infección latente debido a que el virus ha permanecido en los ganglios dorsales de la médula espinal. En los últimos años se ha apreciado un ligero aumento en el número de casos que se presentan en adultos, una circunstancia que requiere de vigilancia sanitaria, ya que la enfermedad durante la edad adulta es mucho más grave.

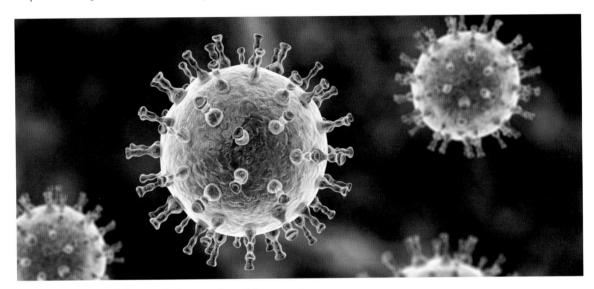

Ilustración en 3D del virus de la varicela y el herpes zóster.

UN VIRUS, DOS MANIFESTACIONES

Como ya se ha indicado, el virus de la varicela zóster es el causante tanto de la varicela (infección primaria) como del herpes zóster (reactivación del virus), ya que tiene la capacidad de permanecer en estado latente en el ser humano, que es su único reservorio. El virus entra en el organismo a través de las vías respiratorias, a partir de las secreciones respiratorias (tos, estornudo) o por contacto con el fluido de las lesiones cutáneas de un paciente infectado. Después se replica localmente en la nasofaringe y en los nódulos linfáticos y, posteriormente, a los cuatro o seis días de haberse producido la infección, se disemina por el hígado, el bazo y los ganglios sensitivos. Tras unos 10-14 días, se produce una segunda viremia que transporta el agente patógeno hasta la piel y ocasiona la erupción cutánea tan característica de esta enfermedad. El primero en utilizar el nombre de varicela para esta enfermedad fue el médico inglés Richard Morton (1637-1698), en 1694, aunque la consideró como una forma leve de viruela. No fue hasta casi un siglo más tarde, en 1767, cuando otro médico británico, William Heberden (1710-1801), estableció la disparidad entre ambas enfermedades y los criterios diagnósticos diferenciales. Hasta el siglo xx, gracias a los avances en inmunología, enzimología, microscopía electrónica y secuenciación del ADN, no se pudo demostrar que el mismo agente viral que producía la varicela causaba también el herpes zóster, aunque la hipótesis ya se había formulado en el siglo anterior.

TRANSMISIÓN

La forma más frecuente de transmisión del virus es por vía aérea, al ponerse una persona en contacto con las secreciones respiratorias de un infectado o con el fluido que exudan las vesículas de la piel. Hay que tener en cuenta que el período de transmisibilidad varía entre uno y dos días antes del comienzo de la erupción y se prolonga hasta que todas las lesiones hayan formado costra. La varicela es altamente contagiosa, mientras que la probabilidad de transmisión del herpes zóster es mucho menor.

INFECCIONES POR EL VIRUS DE LA VARICELA ZÓSTER

Un mismo virus de la familia de los herpesvirus produce dos tipos de infecciones: una primaria (varicela) y otra secundaria (herpes zóster).

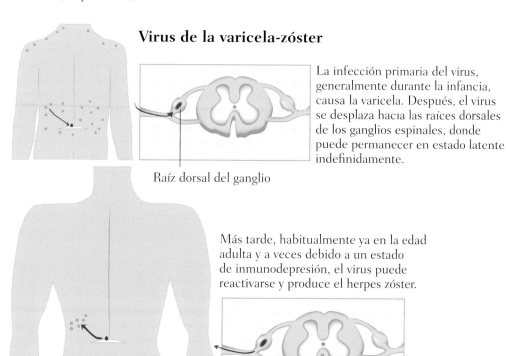

Virus de la varicela-zóster

La infección primaria del virus, generalmente durante la infancia, causa la varicela. Después, el virus se desplaza hacia las raíces dorsales de los ganglios espinales, donde puede permanecer en estado latente indefinidamente.

Raíz dorsal del ganglio

Más tarde, habitualmente ya en la edad adulta y a veces debido a un estado de inmunodepresión, el virus puede reactivarse y produce el herpes zóster.

CUADRO CLÍNICO DE LA VARICELA

El período de incubación de la varicela, tras la exposición al virus, es de 14 a 15 días, aunque puede alargarse hasta 21 días. Empieza con síntomas leves como fiebre moderada (de 37,7 a 38,8 °C), dolor de cabeza y malestar general. En uno o dos días aparece una erupción cutánea muy característica que dura de tres a seis días y pasa por distintas etapas: mácula, pápula, vesícula y costra. Esta erupción es generalizada y pruriginosa (picor intenso); aparece inicialmente en la cabeza, la cara y el tronco, que es donde más lesiones se concentran, y después, se extiende al resto del cuerpo, pero con menor intensidad. También puede aparecer en mucosas. Una característica distintiva de la varicela es la presencia simultánea de lesiones en diversas fases de evolución.

La varicela es una enfermedad benigna en los niños y dura entre tres y cinco días, aunque pueden aparecer complicaciones, especialmente en niños inmuno-comprometidos (con leucemia, linfoma o VIH). En los adultos adquiere mayor gravedad, con síntomas más intensos, mayor probabilidad de complicaciones y una letalidad 25 veces superior que en niños. Otro grupo de riesgo es el de las mujeres embarazadas, pues si la madre se contagia durante las primeras 20 semanas, el neonato puede sufrir lo que se llama síndrome de varicela congénita, que se manifiesta por bajo peso al nacer, un desarrollo incompleto de las extremidades, cicatrices cutáneas, lesiones oftálmicas y neurológicas y una alta letalidad fetal. Si la varicela se adquiere dentro de los cuatro días previos al parto o en el bebé en los cinco días tras el nacimiento, los riesgos aumentan, pudiendo darse una letalidad de hasta el 20%, ya que la madre no ha tenido tiempo de generar anticuerpos y el recién nacido no tiene desarrollado su sistema inmune.

COMPLICACIONES DE LA VARICELA

Las complicaciones varían con la edad, siendo muy poco frecuentes en niños y aumentando en menores de un año, mayores de 15 años y personas inmunodeprimidas. Las más frecuentes son las infecciones bacterianas cutáneas producidas por *Staphylococcus aureus* o *Streptococcus pyogenes*. Les siguen las complicaciones neurológicas, como ataxia cerebelosa, encefalitis o polineuritis, y en tercer lugar la neumonía, que es la más grave y aparece con mayor frecuencia en adolescentes y adultos. Otras complicaciones, aunque menos frecuentes son: meningitis aséptica, mielitis transversa, síndrome de Guillain-Barré, trombocitopenia, varicela hemorrágica, púrpura fulminante, glomerulonefritis, miocarditis, artritis, orquitis, uveítis, iritis y hepatitis.

CLÍNICA Y COMPLICACIONES DEL HERPES ZÓSTER

El herpes zóster es la manifestación de la reactivación de la infección por el virus. Este, en determinadas circunstancias, generalmente debido a una disminución de la inmunidad, reinicia su multipli-

cación y se propaga desde las células de los ganglios dorsales espinales, donde quedó en estado letárgico, a través de las vías nerviosas. Estos síntomas suelen durar de 10 a 15 días, aunque la piel no recupera su estado normal hasta transcurridas de dos a cuatro semanas.

La enfermedad puede aparecer a cualquier edad, aunque es más común en personas mayores de 45 años y muy poco frecuente en menores de 10 años, en los que suele tener una evolución muy benigna.

La complicación más habitual entre los mayores de 50 años (muy rara en jóvenes) es la neuralgia posherpética, es decir, la sensación de dolor en la zona de la piel donde se ha producido la lesión después de haber transcurrido varios meses desde que ha desaparecido esta. También son frecuentes las alteraciones sensitivas y menos habituales las afectaciones neurológicas como meningoencefalitis o encefalitis.

DESARROLLO DE LA INFECCIÓN DEL HERPES ZÓSTER

El herpes zóster, o culebrilla, es una afección aguda que se produce por una reactivación del mismo virus que produce la varicela, cuando se queda en estado latente en los ganglios dorsales de la médula espinal. Precisamente a lo largo de las raíces y de los troncos nerviosos es donde primero aparece la erupción.

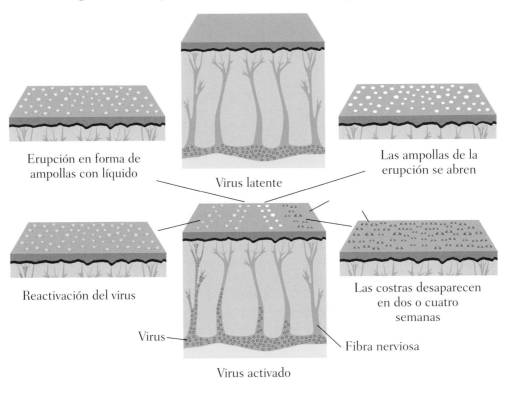

Erupción en forma de ampollas con líquido

Virus latente

Las ampollas de la erupción se abren

Reactivación del virus

Las costras desaparecen en dos o cuatro semanas

Virus

Fibra nerviosa

Virus activado

HERPES ZÓSTER

DIAGNÓSTICO Y TRATAMIENTO

Para realizar el diagnóstico de la varicela son suficientes la constatación de que se ha estado expuesto recientemente al virus, la presencia de la erupción cutánea en varias fases de evolución y su distribución. No suele ser necesaria ninguna prueba de laboratorio. Esta únicamente se solicita si hay sospecha de que puede ser impétigo, herpes simple o infección enteroviral. El diagnóstico del herpes zóster se basa en la erupción y la aparición de dolor en un costado del cuerpo.

Por lo que se refiere al tratamiento de la varicela, cuando se trata de niños que no padecen ninguna otra afección, no suele ser necesario ninguno, excepto algún antihistamínico para aliviar el picor, lociones de calamina o baños fríos con bicarbonato de sodio o avena sin cocer. Cuando hay complicaciones, se deben aplicar los tratamientos específicos para ellas. Para el herpes zóster se pueden administrar antivirales a fin de acelerar la curación y reducir el riesgo de las complicaciones.

LA VACUNACIÓN

Las vacunas disponibles de la varicela están preparadas con virus vivos atenuados; entre ellas difieren en el número de virus que contiene cada dosis y el volumen de la sustancia que se inocula. En general, las vacunas contra la varicela se pueden administrar a partir de los 12 meses, aunque algunos países las autorizan a partir de los nueve meses. Estas vacunas no inmunizan contra el herpes zóster. Para esta enfermedad solo está autorizada una vacuna a partir del 2006 y únicamente se administra a personas mayores de 50 años. La OMS no recomienda esta vacunación de forma generalizada, pero sí a personas de riesgo.

EPIDEMIOLOGÍA

Las manifestaciones clínicas de este virus se conocen desde muy antiguo y son numerosas las descripciones que se hacen de las mismas, aunque hasta el siglo XVIII fue muy común confundirlas con la viruela o la erisipela. Hasta la década de 1940, esta enfermedad se consideró benigna y las complicaciones, raras. Pero pocos años más tarde se reconoció su gravedad, especialmente en adultos.

Se ha comprobado que, en los países de clima templado, la mayor incidencia de la enfermedad se produce entre los cinco y los nueve años de edad y que más del 90 % de la población la ha pasado antes de los 15 años. En estas zonas, suelen producirse epidemias anuales durante el invierno y principios de la primavera. En zonas de clima tropical, la mayor incidencia se da entre los adultos y no hay un patrón estacional evidente.

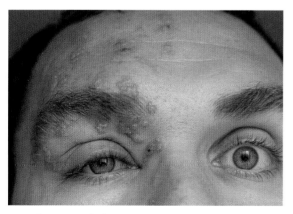

Manifestación de la erupción cutánea en el herpes zóster.

VARICELA-ZÓSTER

TIPO DE AGENTE INFECCIOSO
GRUPO: Virus.

Familia: Herpesviridae.

GÉNERO: *Varicellovirus.*

GENOMA: ADN de cadena doble compuesta por unos 125 000 nucleótidoss.

ENFERMEDAD
SÍNTOMAS DE LA VARICELA: fiebre moderada, dolor de cabeza, malestar general y erupción cutánea con picor.

SÍNTOMAS DEL HERPES ZÓSTER: dolor, sensibilidad al tacto y erupción cutánea con picor.

TRANSMISIÓN: vía aérea por la tos y los estornudos de las personas infectadas.

PREVENCIÓN Y TRATAMIENTO
VACUNA DE LA VARICELA: sí.

VACUNA DEL HERPEZ ZÓSTER: no.

TRATAMIENTO: solo sintomatológico.

DISTRIBUCIÓN
Mundial.

Fiebre amarilla

Las primeras noticias sobre una epidemia de fiebre amarilla datan de mediados del siglo XVIII, en América Central. Desde entonces, se han venido sucediendo con gran frecuencia en las zonas tropicales y subtropicales de África y el continente americano, donde es una enfermedad endémica. La última de ellas se produjo en Uganda, en febrero de 2020. La detección rápida y la respuesta inmediata con campañas de vacunación de emergencia son imprescindibles para controlar los brotes.

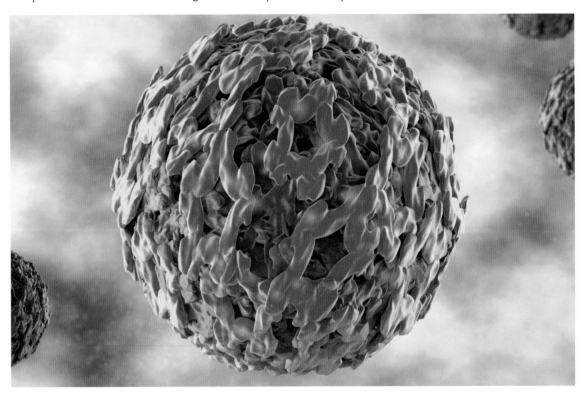

Representación 3D del virus de la fiebre amarilla. Los viriones (partículas infectivas libres) tienen forma esferoidal y presentan un tamaño bastante uniforme.

EL AGENTE PATÓGENO

La fiebre amarilla es una enfermedad vírica, aguda y hemorrágica, producida por flavivirus y transmitida por mosquitos infectados. En la mayoría de los casos, la enfermedad cursa con una sintomatología leve y solo una pequeña proporción de los pacientes muestran síntomas graves, con afectación hepática y un índice de mortalidad de alrededor del 50 % de los casos. Es precisamente esa afectación hepática, en concreto la ictericia que se desarrolla en los infectados de mayor gravedad, la que da el nombre genérico a esta enfermedad, pues la piel adquiere una característica coloración amarillenta.

El primer científico que expuso la hipótesis de que la fiebre amarilla se transmitía por la picadura de un mosquito del género *Aedes* fue el médico cubano Carlos Finlay (1833-1915), en 1881. Más tarde, en 1901, el equipo dirigido por el médico estadounidense Walter Reed (1851-1902) confirmó esa hipótesis. El virus no fue aislado hasta 1927.

UN COMPLEJO CICLO DE TRANSMISIÓN

Se conocen dos géneros de mosquitos que transmiten la fiebre amarilla, *Aedes* y *Haemagogus*, cada uno de ellos propio de un hábitat diferente. Las especies del primero son mayoritariamente urbanas, mientras que las del segundo suelen ocupar hábitats selváticos, aunque también existen

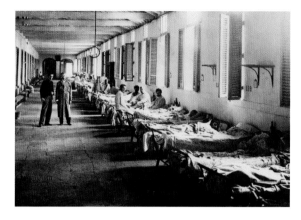

Durante los siglos XVIII y XIX, las epidemias de fiebre amarilla se sucedían de forma casi ininterrumpida en todo el continente americano. La foto de arriba fue tomada en un hospital para tratar enfermos de fiebre amarilla en La Habana, en Cuba, en torno a 1889.

especies de los dos géneros que se adaptan bien tanto a unos como a otros hábitats. Por lo tanto, se pueden establecen tres ciclos diferentes de transmisión:

- **Ciclo selvático:** los monos de las selvas tropicales lluviosas son los principales reservorios del flavivirus. Cuando un mosquito *Haemagogus* pica a un mono infectado, él también se infecta y se convierte en vector transmisor de la fiebre amarilla a los seres humanos, que la contraen con la picadura de dicho mosquito.
- **Ciclo urbano:** cuando una persona infectada se desplaza a un núcleo urbano muy poblado y con una elevada población de mosquitos *Aedes*, es probable que le pique alguno de esos mosquitos y entonces el virus pasa al insecto; así, ese mosquito infectado, con su picadura, se convierte en transmisor a otros seres humanos.
- **Ciclo intermedio:** los mosquitos que viven tanto en hábitats selváticos como urbanos se infectan al picar a los monos y a los seres humanos. Al desplazarse estos de unas zonas a otras y aumentar los contactos, se producen brotes simultáneos en lugares diferentes.

SINTOMATOLOGÍA

Tras un periodo de incubación de entre tres y seis días, suelen aparecer los primeros síntomas, aun-

CICLO DE TRANSMISIÓN

Esquema gráfico del tipo de tranmisión tanto selvático como urbano de la fiebre amarilla.

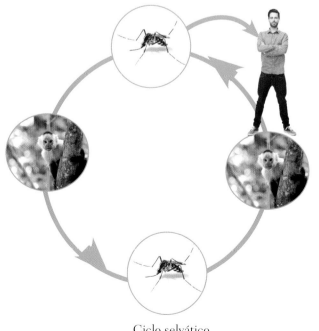

Ciclo selvático

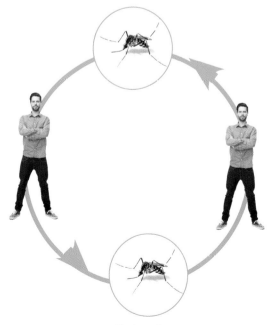

Ciclo urbano

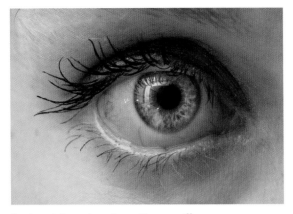

La ictericia es la coloración amarillenta que adquieren la piel y las mucosas debido a un aumento de la bilirrubina (pigmento biliar). Este signo es el que da nombre a la enfermedad.

que también se han detectado muchos casos asintomáticos. Si hay sintomatología, esta incluye fiebre elevada, escalofríos, dolor de cabeza, dolores musculares, especialmente de espalda, pérdida de apetito, fatiga y náuseas o vómitos, que suelen durar de tres a cuatro días.

Solo en un pequeño número de casos, después de la desaparición de los síntomas mencionados, aparece un cuadro más grave caracterizado por fiebre elevada y afectación de varios órganos, en especial, el hígado y los riñones. Suele aparecer ictericia en la piel y los ojos, dolor abdominal con vómitos y orina de color oscuro; también hemorragias nasales, oculares o gástricas. En un plazo de una semana o 10 días, aproximadamente la mitad de los pacientes fallecen.

DIAGNÓSTICO Y TRATAMIENTO

El diagnóstico de la fiebre amarilla a partir de la sintomatología es muy complicado en las fases tempranas, pero también en las más graves, ya que puede confundirse con la leptospirosis, las hepatitis víricas, el paludismo y con otras infecciones producidas por flavivirus, como el dengue. Por ello deben realizarse pruebas diagnósticas de laboratorio, como la detección del virus en sangre o la de anticuerpos.

No existe un tratamiento antivírico específico para la fiebre amarilla, pero el estado general mejora notablemente con un tratamiento de apoyo hospitalario que asegura la hidratación del paciente y la administración de medicamentos para bajar la fiebre y paliar la insuficiencia hepática y renal.

VACUNACIÓN Y OTRAS MEDIDAS PREVENTIVAS

La vacunación de la mayoría de la población que vive en zonas de riesgo es muy importante para evitar el riesgo de epidemias. Una sola dosis de la vacuna es suficiente para conseguir inmunidad de por vida. Además, se trata de una vacuna bastante segura y eficaz, con una bajísima probabilidad de que se presenten efectos colaterales adversos, aunque el riesgo aumenta a partir de los 60 años de edad, por lo que estos casos habrá que valorarlos individualmente. En general, deben excluirse de la vacunación los menores de nueve meses (excepto durante las epidemias), las mujeres embarazadas (con la misma excepción que en el caso anterior), las personas alérgicas a las proteínas del huevo y las que padezcan trastornos del timo o inmunodeficiencia grave.

Otra medida de prevención que disminuye el riesgo de epidemias es el control de los mosquitos, eliminando los lugares de cría y aplicando larvicidas en los contenedores de agua y en las zonas donde esta se encuentre estancada, utilizando repelentes para evitar las picaduras y vistiendo ropa que minimice la exposición de la piel. A diferencia de otras enfermedades que también tienen a los mosquitos como vectores, en la prevención de la fiebre amarilla no son efectivos los mosquiteros

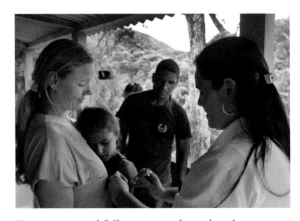

En 2017, tras el fallecimiento de un hombre por fiebre amarilla en Brasil, se inició una campaña de vacunación entre la población que estaba en riesgo y aún no se encontraba inmunizada.

con insecticida, ya que *Aedes* y *Haemagogus* pican sobre todo de día.

La OMS también alerta de la importancia de una detección precoz de la enfermedad, ya que un solo caso confirmado en una zona donde la población no esté mayoritariamente vacunada, puede considerarse un brote.

EPIDEMIOLOGÍA

La primera epidemia de fiebre amarilla de la que se tienen datos ciertos se desencadenó en las islas Barbados en 1647. A partir de entonces y hasta finales del siglo XIX, las epidemias se continuaron sucediendo en el continente americano, probablemente importadas de África con el tráfico de esclavos. Como la población no había desarrollado inmunidad contra la enfermedad, ya que hasta esa fecha nunca había estado en contacto con el virus, las cifras de fallecidos fueron muy elevadas. Especialmente graves fueron los brotes epidémicos que se presentaron en Cartagena de Indias (Colombia), en 1741, que se saldó con más de 20000 muertos, el de La Habana (Cuba) en 1762, con unos 8000 fallecidos, y el brote de 1793 en el estado de Filadelfia (EE UU), con alrededor de 5000 personas muertas.

También el continente europeo se vio alcanzado por las epidemias de fiebre amarilla, especialmente en países como España y Portugal, que mantenían un constante tráfico marítimo con los territorios americanos. Así, el primer brote registrado en España se produjo en la ciudad de Cádiz, en 1730, y dejó alrededor de 2200 fallecidos. Aunque los dos más graves tuvieron lugar en 1800, afectando a todo el país y con un saldo de unas 60000 muertes, y en 1821, localizado en la ciudad de Barcelona y con unos 10000-20000 muertos. En cuanto a Portugal, el brote epidémico más severo fue el que afectó a Lisboa en 1857, que dejó unos 6000 fallecidos.

Ya en los siglos XX y XXI, la mayoría de los brotes de fiebre amarilla se han desencadenado en el continente africano, aunque sin desaparecer del americano. En la actualidad, la fiebre amarilla es endémica en 34 países de África, toda América Central y Sudamérica, estimándose que anualmente se producen más de 170000 casos graves

y el fallecimiento de entre 29000 y 60000 personas.

La OMS continúa insistiendo en la grave amenaza mundial que todavía supone la fiebre amarilla. Por ejemplo, en 2016 se produjeron dos brotes urbanos relacionados entre sí en Luanda (Angola) y Kinshasa (República Democrática del Congo); esos dos brotes generaron casos exportados a otros países, como China. De ahí la enorme importancia de la prevención para evitar que la fiebre amarilla se extienda por todo el mundo y la rapidez en la contención de los brotes.

El mosquito *Aedes aegypti*, transmisor de la fiebre amarilla, se distingue muy bien de otros por sus características marcas blancas.

FIEBRE AMARILLA

TIPO DE AGENTE INFECCIOSO
GRUPO: Virus.

FAMILIA: Flaviviridae.

GÉNERO: *Flavivirus.*

GENOMA: ARN lineal de cadena simple formada por unos 11000 nucleótidos que codifican 10 proteínas de una única poliproteína.

ENFERMEDAD
SÍNTOMAS: en los casos leves, fiebre elevada, escalofríos, dolor de cabeza, dolores musculares, especialmente de espalda, pérdida de apetito y náuseas o vómitos; en los casos graves, afectación hepática y renal, principalmente, ictericia y hemorragias.

TRANSMISIÓN: por picadura de mosquito *Aedes* y *Haemagogus*.

PREVENCIÓN Y TRATAMIENTO
VACUNA: sí.

TRATAMIENTO: no hay ninguno específico.

DISTRIBUCIÓN
Endémica en zonas tropicales y subtropicales de África, América Central y Sudamérica.

Dengue

Otra de las enfermedades infecciosas, de carácter epidémico y origen vírico que se propaga por la picadura de mosquitos es el dengue, presente en las zonas de clima tropical y subtropical de todo el planeta. En las últimas décadas, su incidencia ha aumentado de forma exponencial, de modo que la OMS alerta sobre el gran riesgo que supone, ya que aproximadamente la mitad de la población mundial tiene altas probabilidades de contraer la enfermedad.

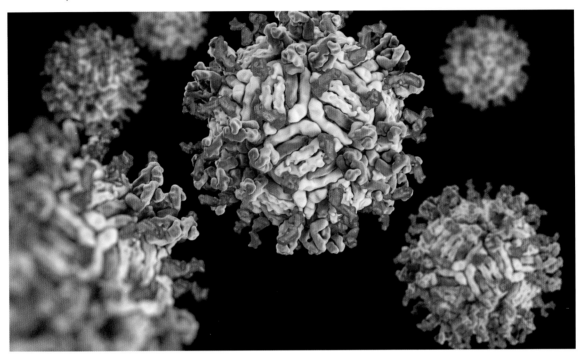

Ilustración que muestra la estructura del virus del dengue, con su característica forma esferoidal. Mide entre 30 y 50 nanómetros y está cubierto completamente por una envoltura proteica.

EL VIRUS DEL DENGUE

El agente patógeno del dengue es un virus de la familia flavivíridos. El virus se presenta en cuatro serotipos distintos, pero estrechamente emparentados, que se denominan DEN-1, DEN-2, DEN-3 y DEN-4. Cuando una persona contrae el dengue por cualquiera de estos serotipos del virus, adquiere inmunidad permanente solo para el que ha provocado la infección; para el resto de los serotipos solo es una inmunidad parcial y temporal. Las reinfecciones posteriores o secundarias por un serotipo diferente al que causó la primera infección aumentan el riesgo de desarrollar una forma más peligrosa de la enfermedad, el llamado dengue grave o dengue hemorrágico.

PICADURAS PELIGROSAS

El principal vector para la transmisión del dengue es el mosquito *Aedes aegypti*, que vive principalmente en áreas urbanas. A diferencia de otros mosquitos, este se alimenta durante el día, por lo que el mayor riesgo de sufrir sus picaduras es a primera hora de la mañana y al atardecer. Únicamente las hembras son las transmisoras, ya que solo ellas pican, pero pueden hacerlo a muchas personas en un solo ciclo de alimentación. Así transmiten la infección a los seres humanos y estos se convierten en portadores del dengue. La erradicación de estos mosquitos es muy difícil porque los huevos son muy resistentes a la sequedad, pudiendo permanecer viables durante más de un año y eclosionar después.

PRINCIPALES SÍNTOMAS DEL DENGUE

El síntoma prioritario es la fiebre que suele cursar con al menos dos más de los otros síntomas.

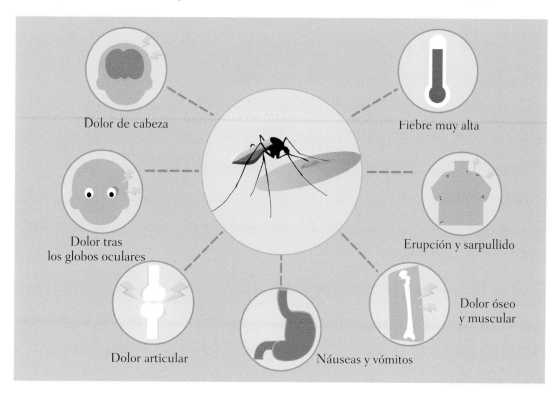

Dolor de cabeza

Fiebre muy alta

Dolor tras
los globos oculares

Erupción y sarpullido

Dolor óseo
y muscular

Dolor articular

Náuseas y vómitos

Otro mosquito que actúa como vector secundario del dengue, muy habitual en Asia, pero que se ha extendido por toda Norteamérica y más de 25 países europeos, es el mosquito tigre asiático, perteneciente a la especie *Aedes albopictus*.

Aunque su hábitat natural son las zonas de clima tropical y subtropical, esta especie ha mostrado una gran tolerancia a las bajas temperaturas, hibernando cuando estas bajan de cero grados o instalándose en microhábitats que le permitan sobrevivir y multiplicarse.

CUADRO CLÍNICO
Tras la picadura de un mosquito que lleve el virus del dengue, el periodo de incubación en el cuerpo humano es de cuatro a 10 días. La persona infectada podrá continuar transmitiendo el virus a otros mosquitos que vuelvan a picarla durante cuatro o cinco días más y como máximo, 12 días.

La sintomatología es muy similar a un cuadro gripal cuando afecta a lactantes, niños pequeños y adultos, en los que raramente resulta mortal. Los síntomas consisten en fiebre muy elevada, (40 °C), acompañada de dos de los siguientes: dolor de cabeza intenso, dolor detrás de los globos oculares, dolores musculares y articulares, náuseas, vómitos, inflamación de los ganglios linfáticos y sarpullido. Estos síntomas persisten de dos a siete días.

En ocasiones, en lugar de esa forma leve de la enfermedad, se presenta el dengue grave, que cursa con extravasación de plasma sanguíneo, acumulación de líquidos, dificultad respiratoria, hemorragias graves y fallo orgánico que puede conducir a la muerte. Esta peligrosa complicación aparece de tres a siete días después de los primeros síntomas y se inicia por un descenso de la temperatura por debajo de 38 °C, dolor abdominal intenso, vómitos persistentes con presencia de sangre, respiración

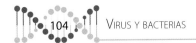
CICLO VITAL DEL MOSQUITO

Cuando la hembra entra en contacto con el agua en condiciones favorables, pone los huevos y comienza el ciclo.

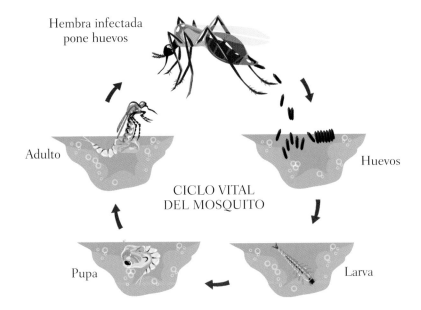

Hembra infectada
pone huevos

Adulto

Huevos

CICLO VITAL
DEL MOSQUITO

Pupa

Larva

acelerada, fatiga, inquietud y hemorragias en las encías. Las 24-48 horas siguientes son críticas para el desarrollo de la infección.

TRATAMIENTO Y PREVENCIÓN

No existe ningún tratamiento específico para el dengue. En su forma grave, la detección rápida y la asistencia médica adecuada pueden disminuir el riesgo de mortalidad por debajo del 1 %.

La única forma de prevenir la transmisión del virus es el control de las poblaciones de mosquitos con medidas públicas de mejora de la salubridad; a nivel particular se han de tomar precauciones, como cubrir, vaciar y limpiar cada semana los recipientes en los que se almacene el agua de uso doméstico, aplicar insecticidas adecuados a los recipientes de agua que estén a la intemperie, eliminar correctamente los desechos sólidos, colocar mosquiteros en las ventanas, usar ropa de manga larga y repelentes antipicaduras.

LA VACUNACIÓN

La primera vacuna contra el dengue se aprobó a finales de 2015 y se ha autorizado en 20 paí-

ses para la administración a personas de nueve a 45 años residentes en zonas endémicas, es decir, en aquellas en que hay una seroprevalencia igual o superior al 70 %. Según los ensayos clínicos, parece que la vacuna con virus vivos atenuados es eficaz y segura en personas que

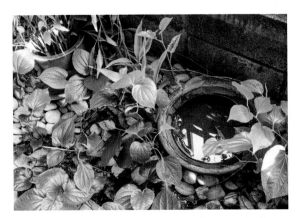

No se debe mantener agua estancada en recipientes situados en el exterior de las viviendas: ese líquido supone un excelente caldo de cultivo para las larvas del mosquito.

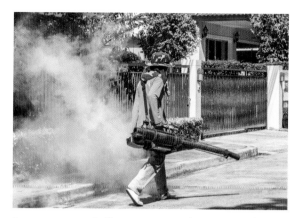

Las campañas de fumigación ayudan a controlar las poblaciones de mosquitos transmisores del dengue.

ya hayan sido infectadas anteriormente por alguno de los serotipos del virus, pero conlleva un aumento del riesgo de padecer dengue grave en aquellas que son infectadas por primera vez después de la vacunación. La OMS recomienda que antes de la administración de la vacuna se realicen pruebas para determinar el estado serológico del paciente.

EPIDEMIOLOGÍA

La descripción de una enfermedad muy similar al dengue ya se encuentra en un libro de medicina chino de la dinastía Jan (265-420), pero las primeras evidencias ciertas no se tuvieron hasta el siglo XVIII, cuando se declararon diversos brotes en varios lugares de Asia, África y América. Tras la Segunda Guerra Mundial, los casos de dengue comenzaron a aumentar y a aparecer en zonas donde hasta entonces no eran habituales; por ejemplo, en la década de los años 50 del siglo pasado se identificaron los primeros casos de dengue grave en Filipinas y Tailandia. Antes de esa fecha, solo nueve países habían sufrido epidemias de dengue grave; en la actualidad, es endémica en más de 100 países de África, América, Mediterráneo oriental, Asia sudoriental y región del Pacífico occidental.

Y el número de casos ha ido aumentando: de los 2,2 millones notificados en 2010, se pasó a más de 3,4 millones en 2016, hasta llegar a los aproximadamente 390 millones en los últimos años, aunque su número puede ser mayor y podría

rondar los más de 500 millones. De ellos, casi 100 millones se manifiestan clínicamente y el resto son asintomáticos.

Además se ha ido propagando a nuevas zonas produciendo brotes explosivos. Las peores epidemias continúan produciéndose en Asia, África y América. En 2017 y 2018 se registró un descenso de los casos a nivel mundial, pero desde 2019 se ha evidenciado un repunte, tanto en la región del Pacífico (en Nueva Caledonia, Australia, China, Camboya, Vietnam, República Democrática Popular Lao, Malasia, Singapur y Filipinas) como en África (especialmente en Congo, Tanzania y Côte d'Ivoire) y varios países de América, lo que demuestra que el dengue continúa siendo un problema sanitario que requiere estrecha vigilancia.

FIEBRE AMARILLA

TIPO DE AGENTE INFECCIOSO
GRUPO: Virus.

FAMILIA: Flaviviridae.

GÉNERO: *Flavivirus*.

GENOMA: ARN lineal de cadena simple formada por unos 11 000 nucleótidos que codifican 10 proteínas de una única poliproteína.

ENFERMEDAD
SÍNTOMAS: fiebre muy elevada (40 °C), dolor de cabeza muy intenso, dolor detrás de los globos oculares, dolores musculares y articulares, náuseas, vómitos, inflamación de los ganglios linfáticos y sarpullido; en el dengue grave, extravasación de plasma sanguíneo, acumulación de líquidos, dificultad respiratoria, hemorragias graves y fallo orgánico.

TRANSMISIÓN: por picadura de los mosquitos *Aedes aegypti* y *Aedes albopictus*.

PREVENCIÓN Y TRATAMIENTO
VACUNA: sí.

TRATAMIENTO: no hay ninguno específico.

DISTRIBUCIÓN
Zonas tropicales y subtropicales.

Cólera

Se trata de una enfermedad infecciosa diarreica aguda que, en principio, por sus características, no debería tener una elevada tasa de mortalidad, pero para eso es necesario que el paciente reciba una adecuada atención sanitaria; en caso contrario, en unas cuantas horas desemboca en el fallecimiento de quien la padece. En la actualidad, en el mundo se contabilizan alrededor de 1,3-4 millones de casos al año, de los cuales, entre 21000 y 143000 acaban con la defunción del paciente.

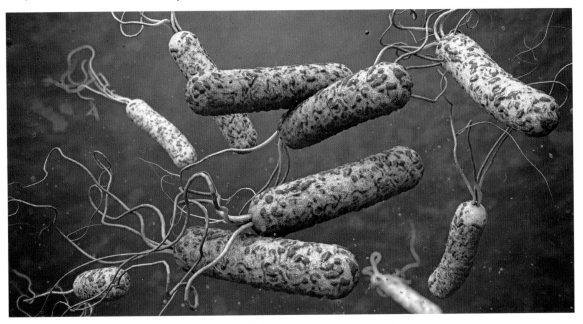

Ilustración en 3D de la enterobacteria *Vibrio cholerae* en agua contaminada.

UNA BACTERIA INFECCIOSA

Esta enfermedad infecciosa intestinal, muy virulenta, tiene como huésped habitual al ser humano. Está causada por la bacteria *Vibrio cholerae*, fácilmente identificable por su forma intensamente curvada, similar al signo ortográfico de coma. Aunque se han identificado muchos serogrupos del patógeno, solo dos de ellos, el 01 y 0139, causan brotes epidémicos. El desarrollo de la enfermedad es igual en cualquiera de estos dos serogrupos.

Este patógeno produce dos tipos de sustancias que son las responsables del cuadro clínico que origina el proceso infeccioso; por un lado, segrega una enzima que actúa como un «cemento» entre las células intestinales y las bloquea; por otro, una potente endotoxina bloquea la reabsorción de sodio en las asas intestinales del intestino delgado.

Para disminuir la concentración de ese mineral debida a la acción combinada de esos dos productos y recuperar el equilibrio metabólico, el organismo intenta diluirlo con agua que recoge de todo el organismo, produciéndose así la diarrea y, con ella, una rápida pérdida de líquidos y de sales.

DESCUBRIR AL PATÓGENO

Aunque muchos fueron los científicos que a lo largo del siglo XIX contribuyeron a un mejor conocimiento de esta enfermedad, hay que destacar dos nombres, el de Robert Koch (1843-1910), que aisló el patógeno en 1883, y, anterior a él, el del médico londinense John Snow (1813-1858), considerado el «padre de la epidemiología» por sentar las bases teórico-metodológicas de esa disciplina con sus trabajos sobre el cólera, realizados durante un violento brote que afectó a un pequeño barrio del centro de Londres entre 1853 y 1854; se cree que en una semana fallecieron casi 700 personas. Snow te-

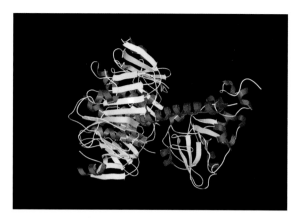

Estructura molecular de la endotoxina producida por *Vibrio cholerae*.

nía su consulta muy cerca de la zona afectada, por lo que tuvo que atender a varios enfermos y quiso estudiar el motivo de la virulencia de ese brote tan localizado. Para ello, se hizo con un mapa del barrio y fue visitando casa por casa para anotar en ese mapa el número de defunciones ocurridas en cada domicilio a lo largo de un mes. Esta representación visual le ofreció un claro resultado: más del 70 % de los fallecimientos se concentraban en las proximidades de una determinada calle que además tenía una bomba de agua.

También comprobó que entre los trabajadores de un taller de la zona solo se habían producido cinco muertes y que ese taller contaba con una bomba de agua propia. Las conclusiones eran tan concluyentes, que Snow pidió a las autoridades locales que precintasen la fuente de agua de la calle marcada y así logró detener la expansión de la epidemia.

TRANSMISIÓN DEL CÓLERA

Está estrechamente ligada a la ingestión de alimentos o aguas contaminadas por la bacteria. Dado que el patógeno se expulsa con las heces, también se puede producir el contagio si se contaminan las manos y después estas se ponen en contacto con la boca.

Aunque todas las personas pueden padecer la enfermedad, están expuestas a un mayor riesgo quienes viven en un entorno con unas condiciones higiénicas deficientes y sin agua potable (barriadas periurbanas sin infraestructuras básicas, campos de refugiados, etc.), quienes convivan con enfer-

mos de cólera o aquellas que consuman mariscos crudos o poco cocidos de procedencia dudosa. También tienen un mayor riesgo de padecer la enfermedad las personas que presenten niveles bajos de ácido gástrico, tomen antiácidos, bloqueadores H-2 o inhibidores de la bomba de protones.

SINTOMATOLOGÍA

El periodo de incubación es muy corto, entre menos de un día y hasta cinco días, y el principal síntoma es una diarrea copiosa, acuosa e indolora, que aparece de forma repentina y contiene numerosos gránulos mucosos de aspecto blanquecino, como granos de arroz. El peligro es que, si esa diarrea no se trata, provoca una grave deshidratación que puede conducir a la muerte. Los signos de alerta de esa deshidratación son: irritabilidad, fatiga, ojos hundidos, sed extrema, sequedad bucal y en la piel, que además aparece arrugada, poca o ninguna excreción de orina, presión arterial baja e irregularidad del latido cardiaco. En muchos casos, los pacientes también presentan náuseas y vómitos.

Otras complicaciones, además de la deshidratación grave, son el descenso de los niveles de glucosa en sangre (más habituales en quienes no puedan ingerir alimentos debido a su estado de postración), disminución del nivel del potasio (que incide negativamente en la actividad cardiaca y nerviosa) e insuficiencia renal grave.

Hay que decir que, en muchos casos, la sintomatología es leve y no suele prolongarse más allá de una semana. También se debe tener en cuenta que algunas personas infectadas con la bacteria del cólera no presentan síntomas, aunque el patógeno esté presente en sus heces hasta 10 días después de la infección, lo que supone un riesgo adicional de contagio para quienes convivan con el infectado asintomático.

TRATAMIENTO Y PREVENCIÓN

El tratamiento debe ser inmediato y se basa en la administración de preparados de rehidratación oral que se disuelven en un litro de agua hervida o embotellada. Los resultados son tan satisfactorios que la tasa de mortalidad disminuye a menos del 1 %. Si el proceso es más grave, también se precisará la administración de líquidos intravenosos isotónicos, que aceleran considerablemente la re-

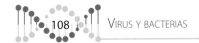

SINTOMATOLOGÍA EN LOS CASOS GRAVES DE CÓLERA

Aproximadamente, el 20 % de los casos de cólera cursa con un cuadro clínico grave, que mejora notablemente si el tratamiento se aplica con rapidez.

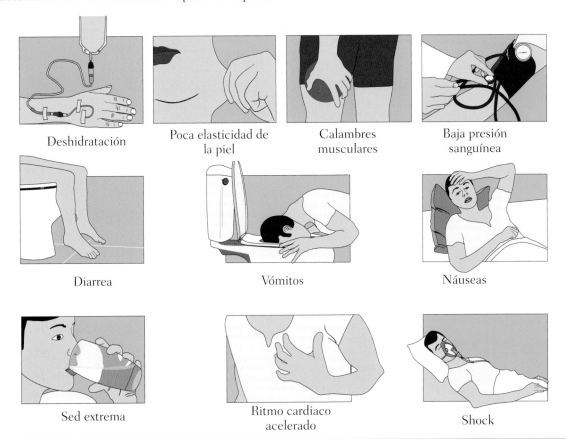

Deshidratación

Poca elasticidad de la piel

Calambres musculares

Baja presión sanguínea

Diarrea

Vómitos

Náuseas

Sed extrema

Ritmo cardiaco acelerado

Shock

cuperación del estado hídrico, y antibióticos para acortar la duración de la diarrea, estos únicamente durante la primera etapa del proceso infeccioso.

En cuanto a las medidas de prevención, la principal es el mantenimiento de una buena higiene, con lavados frecuentes de manos con jabón, preparar y conservar los alimentos de forma segura y beber agua embotellada o hervida en caso de sospecha de contaminación.

LA VACUNACIÓN

Actualmente se dispone de tres vacunas anticoléricas de administración oral, que requieren dos dosis para alcanzar total efectividad. Todas proporcionan una protección anticolérica de aproximadamente el 65 %, una de ellas durante un periodo de dos años, y las otras a lo largo de cinco años.

GRANDES PANDEMIAS DE CÓLERA

El cólera todavía representa, en la actualidad, una amenaza a nivel mundial y se ha convertido en una enfermedad endémica en muchos países, por lo que la vigilancia debe ser exhaustiva para tratar y notificar con gran rapidez los posibles casos que se presenten.

La primera evidencia histórica de la presencia de esta enfermedad data de 1498, en una crónica del navegante portugués Vasco da Gama a su llegada a Calicut (India) y la siguiente es de 1629 y corresponde a un brote epidémico en la isla de Java. Precisamente, durante el siglo XVII, se puso de moda un tratamiento contra el cólera que ahora sabemos que es completamente ineficaz, pero que en la época tuvo gran número de seguidores. Se trataba de inhalar humo del tabaco, un reme-

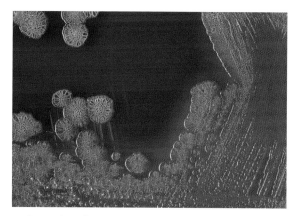

Colonia de *Vibrio cholerae* creciendo en un cultivo de laboratorio.

dio «milagroso» que no solo servía para combatir el cólera, sino también resfriados, dolores de cabeza y fiebre tifoidea. Cuando en 1811 se descubrió la toxicidad de la nicotina, se abandonó este tratamiento.

Continuando con las epidemias de cólera, hay que indicar que, a lo largo del siglo XIX, se propagó por todo el mundo desde su reservorio original en el delta del Ganges (India). Fue precisamente esa elevada incidencia del cólera la que favoreció que los estudios científicos sobre la enfermedad se intensificasen y desembocaran en el descubrimiento del patógeno, así como de la enorme importancia que adquiere la purificación de las aguas en las zonas urbanas para prevenir la infección.

Durante esa centuria se produjeron hasta seis grandes epidemias que afectaron a todos los continentes y se saldaron con millones de fallecidos. La primera de ellas se inició en 1817 en Calcuta y desde allí se extendió por todo el subcontinente indio, el sureste asiático, China y Japón; dos años más tarde ya había alcanzado Oriente Medio y en 1823 alcanzó Turquía. Se calcula que fallecieron 100 000 personas en el transcurso de los siete años que duró la epidemia.

La segunda gran pandemia se desató en 1829, con origen en Persia, Afganistán, Uzbequistán y la zona del Volga. La epidemia alcanzó a toda Europa y en 1832 se introdujo en el continente americano a través de Canadá. Siguió su expansión por África. Las tropas francesas en Argelia constituyeron el foco de su extensión por varios países africanos. En total, fueron 11 años de azote del cólera.

La tercera epidemia se inició en India en 1852, pero su dispersión no siguió el curso de las anteriores, sino que fue surgiendo en brotes aislados por todo el mundo, pero con gran virulencia, ya que se contabilizaron más de un millón de muertes. La cuarta pandemia comenzó en 1863, la quinta en 1881 y la sexta en 1899.

Ya entrados en el siglo XX, la séptima pandemia mundial se desató en 1961 a partir de un foco en el sur de Asia y a ella hay que sumar los diversos brotes de Egipto (1947), Italia (1973), Bangladesh y Latinoamérica (1991). En el presente siglo, países como Nigeria, Sudáfrica, Senegal, Angola, Etiopía, Chad, Zimbabwe, Irak, Yemen, Vietnam, India y Haití han continuado padeciendo brotes de cólera y la situación continúa siendo de estricta vigilancia a nivel mundial.

CÓLERA

TIPO DE AGENTE INFECCIOSO
GRUPO: Bacteria.

FAMILIA: Vibrionaceae.

GÉNERO: *Vibrio cholerae*.

ENFERMEDAD
SÍNTOMAS: diarrea y vómitos; en los casos más graves, deshidratación (irritabilidad, fatiga, ojos hundidos, sed extrema, sequedad bucal y en la piel, poca o ninguna excreción de orina, presión arterial baja e irregularidad del latido cardiaco), calambres, shock.

TRANSMISIÓN: agua y alimentos contaminados, heces infectadas.

PREVENCIÓN Y TRATAMIENTO
VACUNA: sí.

TRATAMIENTO: rehidratación, líquidos intravenosos, antibióticos.

DISTRIBUCIÓN
Endémico en zonas de Asia y África, epidémico en América del Sur y Central, esporádico en Europa.

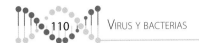

Tripanosomiasis

Con este término se denominan algunas enfermedades graves causadas por protozoos pertenecientes al género *Trypanosoma*, como la tripanosomiasis africana o enfermedad del sueño y la tripanosomiasis americana o enfermedad de Chagas, cada una de ellas con una distribución geográfica diferente. La primera afecta anualmente a casi siete mil personas en África; la segunda origina al año entre seis y siete millones de casos, la mayoría en América Latina.

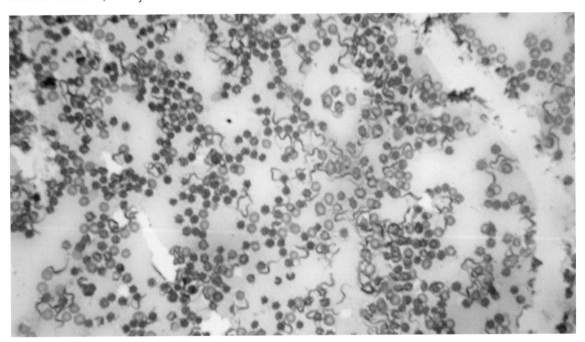

Vista al microscopio de una muestra de sangre infectada con el protozoo *Trypanosoma brucei gambiense*, uno de los dos agentes productores de la tripanosomiasis africana o enfermedad del sueño.

PROTOZOOS PARÁSITOS

Los tripanosomas son microorganismos de forma alargada, provistos de un largo filamento o flagelo que les permite desplazarse mediante movimientos ondulantes. Aunque esta es la forma habitual, pueden presentarse diversas variantes dependiendo del huésped y del estadio de su desarrollo. Todos viven como parásitos en la sangre del ser humano y otros mamíferos, pero deben completar una parte de su ciclo biológico dentro del cuerpo de un insecto, que actúa como vector.

En el caso de la tripanosomiasis africana o enfermedad del sueño, el agente patógeno es *Trypanosoma brucei*, con dos subespecies, *gambiense* y *rhodesiense*, muy similares entre sí, pero con una distribución geográfica diferente:

- *T. brucei gambiense*: se distribuye por 24 países de África occidental y central, especialmente en las zonas de bosque húmedo. Es la causante del 98 % de los casos de enfermedad del sueño y produce una infección crónica que, en ocasiones, no muestra manifestaciones clínicas evidentes durante meses o incluso años. Esto entraña un grave riesgo, ya que, cuando aparecen los síntomas, la infección está en una etapa muy avanzada y ya ha alcanzado al sistema nervioso central.

- *T. brucei rhodesiense*: suele localizarse en 13 países de África oriental y meridional, en zonas secas. Es la causante de aproximadamente el 2 % de los casos y produce una infección aguda, más grave que la anterior, cuyos primeros síntomas ya se observan a las pocas semanas o meses de la infección, que suele evolucionar muy rápida.

Ambas especies se presentan en dos formas, una alargada y muy móvil que es la que se multiplica, y otra de menor longitud y más engrosada que es muy resistentes a los mecanismos de defensa del organismo al que parasita.

En el caso de la tripanosomiasis americana o enfermedad de Chagas, endémica de 21 países de América del Sur y Central, el agente patógeno es *Trypanosoma cruzi*, un protozoo parásito provisto de un flagelo para moverse y que, a lo largo de su ciclo de vida, adopta tres formas: una esférica y ovada que es la que se reproduce en el interior de las células de los mamíferos, especialmente en las musculares y nerviosas; otra alargada que es la que se reproduce en el tracto digestivo de los animales invertebrados que actúan como vector; y una última, también alargada, que es la forma infectante y no se multiplica.

LA ENFERMEDAD DEL SUEÑO

El vector de transmisión de esta enfermedad es la mosca tsé-tsé (género *Glossina*), que al picar a un ser humano le transmite el patógeno a través de su saliva. Ella, a su vez, se infecta por otras personas o animales contaminados con el patógeno. Aunque esta es la vía de transmisión habitual, también existen otras, como la que se produce de madre a hijo a través de la placenta, los pinchazos accidentales con agujas contaminadas o, en algunos casos notificados, por contacto sexual.

Tras la infección, el parásito comienza a multiplicarse primero en los tejidos subcutáneos, después en la linfa y, por último, en la sangre. Esta fase, cono-

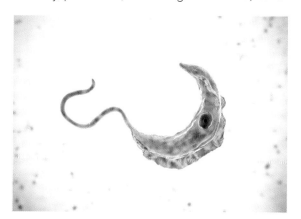

La especie *Trypanosoma cruzi*, productora de la tripanosomiasis americana o enfermedad de Chagas.

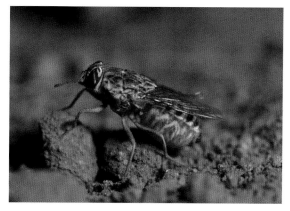

La mosca tsé-tsé (*Glossina*), transmisora de la enfermedad del sueño, se diferencia muy bien de la mosca común por su larga probóscide o «trompa», con la que succiona la sangre al picar. También por la forma de plegar las alas sobre el abdomen, una encima de otra, cuando se posa en alguna superficie.

cida como hemolinfática, se manifiesta con fiebre, dolor de cabeza, dolores articulares, inflamación de los ganglios y picor. Aunque cuando la infección ha sido producida por *T. brucei gambiense*, es habitual que esta etapa curse de forma asintomática, lo que aumenta el riesgo de mortalidad de los pacientes, pues el tratamiento comienza en una fase muy avanzada de la infección.

En una segunda etapa, el parásito llega al sistema nervioso central; es la fase neurológica o meningoencefálica, la más grave y peligrosa de esta enfermedad. Los síntomas característicos son: cambios en el comportamiento, confusión, falta de coordinación y trastornos sensoriales, además de los trastornos en el ciclo del sueño, que son los que dan nombre a la enfermedad. Esta sintomatología se va agravando con el paso del tiempo si no se recibe el tratamiento adecuado.

El diagnóstico no es sencillo, ya que requiere de tres tipos de pruebas: exploración física de la inflamación de los ganglios y pruebas de anticuerpos (solo en el caso de *T. brucei gambiense*); si estas dan positivo, hay que realizar una punción ganglionar para detectar la presencia del parásito; por último, una punción lumbar para extraer y analizar el líquido cefalorraquídeo y así determinar la etapa en que se encuentra la infección. La inmediatez del diagnóstico resulta crucial para evitar tratamientos prolongados y también asegurar su eficacia.

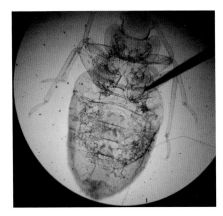

Todas las especies de los insectos triatominos son vectores potenciales de la enfermedad de Chagas, aunque las más importantes son las que se han adaptado a vivir en ambientes humanos.

El tratamiento que se aplica depende de la fase en la que se encuentre la infección. Cuanto antes se inicie, mayores posibilidades de curación existen. Se recomienda realizar un seguimiento del paciente durante los dos años siguientes a la aplicación del tratamiento, ya que el parásito puede permanecer activo en el interior del organismo durante largos periodos de tiempo y reproducir de nuevo la infección. A partir de 2019 se ha comenzado a utilizar un nuevo fármaco para el tratamiento de la tripanosomiasis producida por *T. brucei gambiense* que puede emplearse en las dos etapas de la infección.

DATOS EPIDEMIOLÓGICOS DE LA ENFERMEDAD DEL SUEÑO

Con los datos de los que se dispone, se sabe que, a lo largo del siglo XIX y principios del XX, se sucedieron varias epidemias de tripanosomiasis africana. Las dos más graves ocurrieron en la Cuenca del Congo y en Uganda; la primera de ellas se inició en 1896 y duró hasta 1906, dejando en esos años unos 500 000 fallecidos; la segunda, entre 1900 y 1920, se saldó con 200 000-300 000 muertes.

A partir de este momento, y gracias a las medidas sanitarias puestas en marcha, llegó a controlarse hacia los años 60 del siglo XX, cuando se notificaron menos de 5000 casos, pero el aumento de los conflictos armados en el continente contribuyó a que volviera a resurgir y adquiriese carácter epidémico en 1970, prolongándose esa grave situación hasta casi finales del siglo. Durante esa época, la enfermedad del sueño fue la primera causa de

mortalidad, incluso por delante del VIH, en algunas pequeñas poblaciones de Angola, República Democrática del Congo y Sudán del Sur, donde casi la mitad de sus habitantes estaban infectados. Tras un enorme esfuerzo internacional por poner de nuevo en funcionamiento las medidas de control sanitario, se logró que en 2009 los casos se redujesen a unos 10 000 y, en la actualidad, solo se registran unos 1 000 nuevos casos al año.

ENFERMEDAD DE CHAGAS

La infección se transmite a los seres humanos por contacto con las heces y la orina infectadas de varias especies de insectos triatominos, que viven en las grietas de las paredes y los tejados de las casas, y también en corrales, almacenes y gallineros. Son de hábitos nocturnos y se alimentan de sangre de diversos mamíferos, como el ser humano, al que pican mientras duerme; es en el momento de la picadura cuando depositan sus deyecciones sobre la piel. La persona, al sentir el picotazo, se rasca y empuja las heces o la orina del insecto a la perforación de la picadura o a cualquier pequeño rasguño o lesión de la piel, que es por donde penetra el parásito en el organismo.

Esta es la forma habitual de transmisión, pero también puede producirse por el consumo de alimentos contaminados con orina o heces de insectos infectados (provocan brotes más graves y con mayor índice de mortalidad), por transmisión de madre a hijo durante el embarazo o el parto, por transfusiones o trasplantes de donantes infectados o por accidentes de laboratorio.

Al igual que en el caso de la enfermedad del sueño, la de Chagas también tiene dos fases. La primera es aguda, dura unos dos meses y corresponde al periodo en que un gran número de parásitos circulan por la sangre. En la mayoría de los casos, esta fase suele ser asintomática o con síntomas leves; solo en menos de la mitad de los infectados se aprecia una lesión cutánea o una hinchazón amoratada en la zona de la picadura, acompañada de fiebre, dolor de cabeza y muscular, inflamación de los ganglios linfáticos, dificultad para respirar y dolor abdominal o torácico.

En la segunda fase o crónica, los parásitos ya se han distribuido por los distintos órganos, fijándose especialmente en las fibras musculares del corazón y del aparato digestivo. Esto ocasiona trastornos cardíacos, alteraciones digestivas, neurológicas o una combinación de todas ellas. Si no se administra ningún tratamiento, con el paso de los años el proceso infeccioso puede provocar la muerte súbita del paciente por arritmia o insuficiencia cardíaca progresiva.

Se dispone de dos medicamentos para el tratamiento de la enfermedad de Chagas y ambos son completamente eficaces si se administran de forma temprana al comienzo de la infección. Cuanto más tiempo transcurra, su eficacia va disminuyendo. Los mismos medicamentos se utilizan en caso de reinfección y como prevención en mujeres embarazadas de zonas de riesgo, siempre bajo estricto control médico, ya que los tratamientos prolongados conllevan efectos adversos. Además, también puede ser necesario aplicar tratamientos específicos si se han producido daños cardíacos, digestivos o neurológicos.

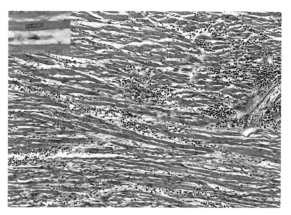

Una de las complicaciones más habituales y peligrosas de la enfermedad de Chagas son las miocarditis (inflamación del músculo cardiaco) producida en la segunda fase de la infección.

Las medidas preventivas se basan en el control de los insectos transmisores de la enfermedad (rociado de las casas y sus alrededores con insecticidas, bue-

CICLO DE VIDA DEL PARÁSITO

En el ciclo de vida de *Trypanosoma cruzi* intervienen dos hospedadores: el insecto triatomino y un mamífero, como el ser humano.

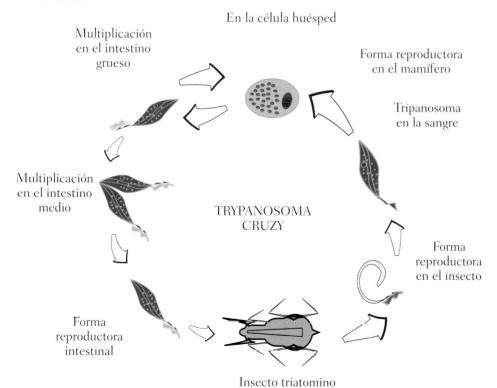

En la célula huésped

Multiplicación en el intestino grueso

Forma reproductora en el mamífero

Tripanosoma en la sangre

Multiplicación en el intestino medio

TRYPANOSOMA CRUZY

Forma reproductora en el insecto

Forma reproductora intestinal

Insecto triatomino

na limpieza interior, uso de mosquiteros, una higiene adecuada en el almacenamiento y la preparación de los alimentos) y en una asistencia sanitaria temprana para detectar y tratar la infección. También son necesarios los cribados de sangre y de órganos o tejidos para evitar transfusiones sanguíneas o trasplantes de donantes infectados.

Según datos de la Organización Mundial de la Salud, se calcula que en el mundo hay entre seis y siete millones de personas afectadas por la enfermedad de Chagas. Inicialmente, la infección estaba localizada en zonas rurales de América Central y del Sur (no en las islas del Caribe), pero los grandes movimientos de población de las últimas décadas han favorecido que la enfermedad se extienda a las zonas urbanas y también a otros países, como Estados Unidos, Canadá, zona del Pacífico occidental y países europeos y africanos del Mediterráneo oriental.

En la actualidad, y a pesar de todos los esfuerzos y avances logrados, la enfermedad de Chagas continúa

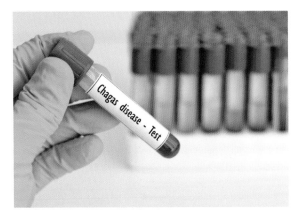

En la actualidad, el riesgo de transmisión por transfusiones sanguíneas ha disminuido gracias al cribado universal en todos los bancos de sangre de los países de América del Sur y Central y en la mayoría de los de Europa y el Pacífico occidental que padecen la enfermedad.

siendo un problema sanitario muy complejo, ya que a los condicionantes propiamente patogénicos, se unen otros de carácter social, económico y ambiental.

ENFERMEDAD DEL SUEÑO

TIPO DE AGENTE INFECCIOSO
GRUPO: Protozoo.

REINO: Protista.

GÉNERO: *Trypanosoma*.

ESPECIES: *T. gambiense brucei, T. gambiense rhodesiense.*

ENFERMEDAD
SÍNTOMAS: fiebre, dolor de cabeza, dolores articulares, inflamación de los ganglios y picor, en la primera etapa; cambios en el comportamiento, confusión, falta de coordinación y trastornos sensoriales y en el ciclo del sueño, en la segunda etapa.

TRANSMISIÓN: por picadura de la mosca tsé-tsé (*Glossina*).

PREVENCIÓN Y TRATAMIENTO
VACUNA: no.

TRATAMIENTO: medicamentos específicos para cada etapa de la enfermedad.

DISTRIBUCIÓN
África.

ENFERMEDAD DE CHAGAS

TIPO DE AGENTE INFECCIOSO
GRUPO: Protozoo.

REINO: Protista.

GÉNERO: *Trypanosoma*.

ESPECIES: *T. cruzi.*

ENFERMEDAD
SÍNTOMAS: primera fase asintomática o con síntomas leves en más del 50% de los casos; segunda fase, trastornos cardíacos, alteraciones digestivas, neurológicas o una combinación de todas ellas.

TRANSMISIÓN: picadura de insectos triatominos, vía alimentaria, de madre a hijo (congénita), vía sanguínea, por trasplantes o accidentes de laboratorio.

PREVENCIÓN Y TRATAMIENTO
VACUNA: no.

TRATAMIENTO: dos medicamentos efectivos.

DISTRIBUCIÓN
Endémica en varios países de América del Sur y Central.

Poliomielitis

Se trata de una enfermedad infecciosa aguda, endémica y epidémica, muy contagiosa y que afecta sobre todo a los niños. Según datos de la Organización Mundial de la Salud, en 1988 aún se diagnosticaban 350 000 casos en más de 125 países; a partir de esa fecha, y gracias a las iniciativas de vigilancia y control para la erradicación mundial de esta enfermedad, los casos disminuyeron en más de un 99 %. En la actualidad, solo hay dos países en todo el mundo, Pakistán y Afganistán, donde todavía se siguen registrando casos, aunque no hay que bajar la guardia, pues existe el riesgo de rebrotes mientras queden infectados, por muy pocos que sean.

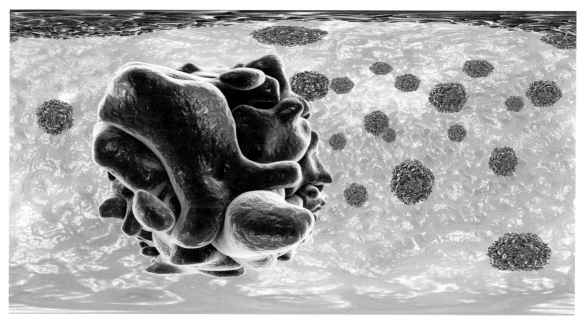

Ilustración en 3D del poliovirus causante de la poliomielitis humana.

ENFERMEDAD VÍRICA

El agente patógeno responsable de la poliomielitis, una enfermedad muy contagiosa y de rapidísimo desarrollo, es un pequeño virus que, de forma natural, infecta solo a los seres humanos, especialmente a los niños menores de cinco años, aunque también puede infectar a los adultos. Existen tres serotipos del virus, tipo 1 (PV1), tipo 2 (PV2) y tipo 3 (PV3), muy similares entre sí y que solo se diferencian por la secuencia de proteínas de la cubierta; los tres son muy virulentos y producen la misma enfermedad y los mismos síntomas. Las investigaciones epidemiológicas han demostrado que el virus está presente en todo el mundo, independientemente del tipo de clima, y que su acción patógena resulta más patente en los meses estivales y otoñales.

El poliovirus fue aislado por primera vez en 1908 por el biólogo Karl Landsteiner (1868-1943) y el médico pediatra Edwin Popper (1879-1955), aunque su genoma no fue secuenciado hasta 1981. Se considera uno de los virus más sencillos que existen, ya que únicamente está compuesto por una hélice de ARN bastante corta y una cubierta proteica (cápside) con forma de icosaedro, pero sin ninguna envoltura protectora exterior. Estas proteínas permiten la infección exclusiva de un solo tipo de células del huésped.

TRANSMISIÓN Y CUADRO CLÍNICO

La poliomielitis se transmite de persona a persona por vía fecal-oral y, menos frecuentemente, a través del agua o los alimentos contaminados. Cuando el virus penetra en el organismo, invade el aparato digestivo y se multiplica al llegar al intestino;

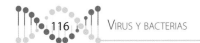

ESTRUCTURA DEL POLIOVIRUS

Se trata de uno de los virus más estudiados. Los resultados de esas investigaciones han permitido un mayor desarrollo de la virología molecular, una mejor comprensión de cada proteína viral y el modo en que evolucionan los virus ARN.

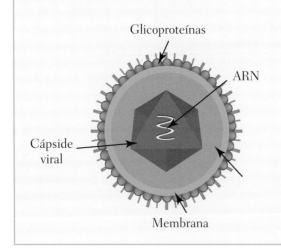

Glicoproteínas

ARN

Cápside viral

Membrana

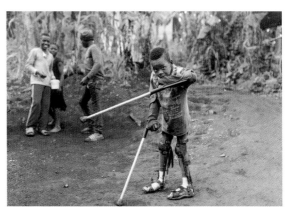

Una de cada 200 infecciones produce una parálisis irreversible, generalmente de las extremidades inferiores, y entre un 5 y un 10% de los casos fallecen por parálisis de los músculos respiratorios.

GRUPOS DE RIESGO Y PREVENCIÓN

Como ya se ha indicado, la población de mayor riesgo es la infantil, pero también hay situaciones orgánicas que aumentan el riesgo de infección, como son la desnutrición, las deficiencias inmunitarias o las lesiones en los músculos esqueléticos. En caso de embarazo, aunque el virus puede atravesar la placenta, no parece que produzca daños en el feto.

La poliomielitis no tiene cura, pero es prevenible gracias a la vacunación. En la actualidad se emplean dos tipos de vacuna: la inyectable de virus inactivos o muertos, desarrollada por el médico y virólogo estadounidense Jonas Salk (1914-1995) y autorizada en 1955, y la de administración oral con virus atenuados creada por el virólogo Albert Savin

allí puede permanecer en ese proceso reproductor hasta 17 semanas. Pasado ese periodo, y a través de los vasos sanguíneos y linfáticos, invade el sistema nervioso central, instalándose con preferencia en las astas anteriores de la médula espinal, el tallo cerebral o tronco encefálico y la corteza motora cerebral, causando una parálisis total o parcial en cuestión de horas, con atrofia muscular y, a menudo, deformidad, seguida en los casos más graves de un paro respiratorio y la muerte. Aunque esta es la expresión más grave de la enfermedad, hay muchos casos en los que el virus se queda únicamente en la corriente circulatoria y no alcanza el sistema nervioso, no produciendo ningún síntoma en la persona afectada.

Durante la primera etapa de la enfermedad, cuando el virus aún no ha alcanzado el sistema nervioso, la sintomatología comienza por un ligero malestar, seguido de fiebre irregular, sudoración abundante, cansancio, dolor de garganta, náuseas, vómitos y, a veces, diarrea. En la segunda fase, cuando alcanza el sistema nervioso, los síntomas más habituales son dolor de cabeza y espalda, rigidez en el cuello, flacidez en las extremidades, parálisis y letargo.

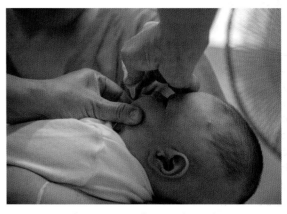

La creación de sistemas eficaces de vigilancia e inmunización ha permitido que la mayoría de los países se encuentren ya libres de poliomielitis.

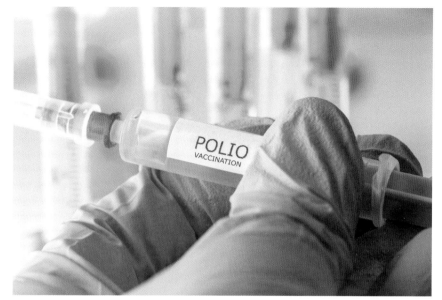

Actualmente, en la mayoría de los países desarrollados se administra a los niños la vacuna de la polio inyectable, no aislada, sino combinada con las de otras enfermedades infantiles, como tétanos, difteria y tosferina.

(1906-1993) y autorizada en 1962. Ambas tienen la virtud de conferir inmunidad de por vida.

EPIDEMIOLOGÍA

Aunque se cree que el virus productor de la poliomielitis existe desde antiguo, no se tienen datos de su incidencia hasta el siglo XIX, cuando en 1840 se describió por primera vez la enfermedad. Desde entonces, pasó a convertirse en una de las enfermedades epidémicas más virulentas de la primera mitad del siglo XX, con especial incidencia tras la Segunda Guerra Mundial. Por ejemplo, solo en Estados Unidos, en 1952 se notificaron casi 58 000 casos de personas infectadas, de las cuales más de 20 000 quedaron afectadas por parálisis y 3 145 fallecieron.

De las tres cepas conocidas de poliovirus (tipo 1, tipo 2 y tipo 3), el de tipo 2 se erradicó en 1999 y del tipo 3 no se han notificado casos desde noviembre de 2012 en Nigeria. En 1994, la Organización Mundial de la Salud consideró erradicada la poliomielitis en América, en 2000 lo hizo en el Pacífico occidental, en 2002 en Europa y en 2014 en la región sudoriental de Asia. Posteriormente se ha declarado erradicada en África y en la actualidad solo se contabilizan casos en Afganistán y Pakistán. Pero si no se elimina de estos últimos reductos, existe el riesgo de que vuelva a extenderse y que, en unos 10 años, pueda producir hasta 200 000 nuevos casos en el mundo.

POLIOMIELITIS

TIPO DE AGENTE INFECCIOSO

GRUPO: Virus.

FAMILIA: Picornavirideae.

GÉNERO: *Enterovirus*.

GENOMA: ARN formado por una sola cadena compuesta por unos 7 500 nucleótidos que codifican 11 proteínas de una única poliproteína.

ENFERMEDAD

SÍNTOMAS: fiebre, cansancio, cefalea, vómitos, rigidez del cuello y dolores en los miembros; a veces, parálisis.

TRANSMISIÓN: de persona a persona por vía fecal-oral y, menos frecuentemente, a través del agua o los alimentos contaminados.

PREVENCIÓN Y TRATAMIENTO

VACUNA: dos tipos, inyectable y por vía oral.

TRATAMIENTO: no existe.

DISTRIBUCIÓN

Actualmente, en Afganistán y Pakistán.

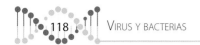

Gripe o influenza

Se trata de una de las enfermedades contagiosas y epidémicas que más fallecidos ha dejado en la historia, no por la gravedad de los síntomas, que en personas sanas suelen desaparecer al cabo de una semana, sino por las complicaciones que conlleva en aquellos que ya padecen otras patologías.
La incidencia de la enfermedad es tan elevada, que la OMS ha creado una red de vigilancia internacional.

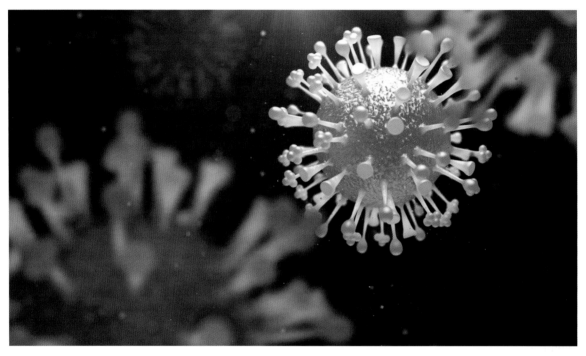

Ilustración 3D del influenzavirus productor de la gripe. El diámetro de este microorganismo va de los 80 a los 120 nanómetros.

UN VIRUS CON MÚLTPLES CARAS

La gripe es una enfermedad vírica infecciosa causada por *Influenzavirus A* y *B*, cada uno con varios subtipos, que se diferencian por las proteínas que conforman la cápside del patógeno y, a su vez, ellos también incluyen varios subtipos; así, en el *Influenzavirus A*, que es el más común, las cepas H1N1 y H3N2 son las que se presentan con mayor frecuencia. Es un virus estacional, cuya mayor prevalencia se produce durante los meses invernales, aunque todavía no se conoce el motivo; quizá se deba a que es un microorganismo que conserva su capacidad infectiva durante más tiempo si las temperaturas son bajas o porque en el invierno es mayor el contacto entre personas en ambientes cerrados, o por una combinación de esos factores.

Todos los subtipos y cepas tienen forma esférica o filamentosa y su genoma lo integra una cadena simple de ARN. Otra característica común es su rapidez para mutar, mucho mayor en el subtipo A. Esto hace que constantemente surjan nuevas cepas del virus y que la inmunidad no dure de por vida, ya que la adquirida para una de ellas no es eficaz para otra; solo si se trata de cepas muy parecidas, los anticuerpos que ya tiene el organismo pueden reducir la gravedad de la nueva infección.

Los hospedadores naturales del virus de la influenza parece que son las aves, que pueden transmi-

ESTRUCTURA DEL INFLUENZAVIRUS

Las letras H y N con las que se nombran las cepas del virus hacen referencia al tipo de glicoproteínas de la parte exterior de su estructura, que son las desencadenantes de la respuesta inmune en el huésped. La H corresponde a una hemaglutinina y la N a la neuramidasa.

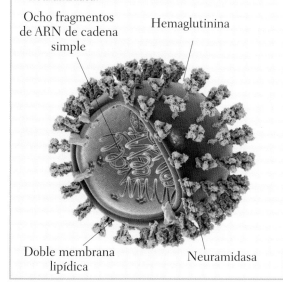

Ocho fragmentos de ARN de cadena simple

Hemaglutinina

Doble membrana lipídica

Neuramidasa

tirlo a diversos hospedadores mamíferos, especialmente a los cerdos y a los seres humanos. Aunque en las aves salvajes no suele causar ninguna enfermedad, algunas cepas sí puede causar problemas en las domésticas, como los pollos y las gallinas, y trasmitirse directamente al ser humano.

TRANSMISIÓN

Es una enfermedad muy contagiosa que se transmite de unas personas a otras a través de las gotitas respiratorias y los aerosoles que se expulsan al toser, estornudar, hablar... Esas gotitas se pueden inhalar directamente o pasar al sistema respiratorio al tocar algún objeto contaminado y después llevarse la mano a los ojos, la nariz o la boca. Las personas infectadas pueden transmitir el virus desde un día antes de que aparezcan los primeros síntomas hasta cinco días después.

El riesgo de contraer la enfermedad es mayor en niños menores de cinco años y en adultos a partir de los 65 años, en personas con el sistema inmuni-

tario debilitado por estar sometidas a diversos tratamientos o padecer determinadas enfermedades (cáncer, VIH, trasplantes), en pacientes crónicos (por diabetes, trastornos cardiacos, respiratorios, etc.), mujeres embarazadas (especialmente durante el segundo y el tercer trimestre), en personas obesas y en las que por trabajo o situación personal deban convivir con muchas personas (sanitarios, hospitalizados, internos en residencias, etc.).

CUADRO CLÍNICO

Afecta principalmente a la nariz, la garganta y los bronquios, solo ocasionalmente a los pulmones. Los síntomas aparecen de forma brusca y no suelen durar más de una semana o 10 días. Comienzan con la aparición de fiebre alta, seguida de dolores musculares y articulares generalizados, cefalea (dolor de cabeza) y una sensación de intenso malestar; también pueden acompañarse de otros síntomas respiratorios, como tos, rinitis y dolor de garganta. En raras ocasiones se presenta una sintomatología digestiva, como náuseas, diarrea o dolor abdominal; esta forma es más habi-

PRINCIPALES SÍNTOMAS DE LA GRIPE

Los síntomas ayudan a diferenciar la gripe del resfriado. En general, este último no aparece de forma súbita y suele ir acompañado de congestión nasal (nariz «tapada») y rinorrea (secreción nasal continuada).

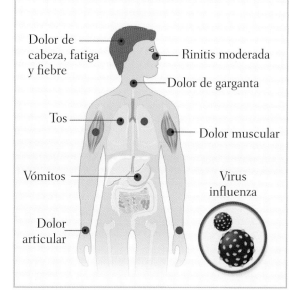

Dolor de cabeza, fatiga y fiebre

Rinitis moderada

Dolor de garganta

Tos

Dolor muscular

Vómitos

Virus influenza

Dolor articular

tual en niños. En algunas ocasiones, tras el cuadro agudo de gripe, en los enfermos puede persistir una sensación permanente de cansancio, que es el denominado síndrome de astenia postviral.

En las personas que disfrutan de un buen estado de salud no suele producir ningún tipo de complicación añadida. Sin embargo, en niños pequeños, en mayores de 65 años y en aquellos pacientes que estén aquejados de otras enfermedades graves, puede provocar neumonía u otras infecciones respiratorias, generalmente producidas por bacterias también; bronquitis, brotes asmáticos, síndromes de dificultad respiratoria o infecciones de oído. En los casos más graves, la muerte.

DIAGNÓSTICO Y TRATAMIENTO

Para diagnosticar la gripe suele bastar con el examen físico. Raramente se precisa de alguna otra prueba adicional. El tratamiento más eficaz es el reposo, una buena hidratación y medicamentos para paliar los síntomas, como antipiréticos (bajan la fiebre) y analgésicos (alivian el dolor). Los antivirales específicos para la gripe reducen la duración y la intensidad de los síntomas, pero únicamente están indicados cuando se teme que pueden producirse complicaciones, ya que tienen efectos secundarios; su eficacia es mayor si comienzan a administrarse dentro de los dos primeros días del inicio de la enfermedad.

LA VACUNACIÓN

La mejor medida de prevención contra la gripe es la vacuna anual, que se elabora con virus inactivos de las tres o cuatro cepas que previsiblemente causarán infecciones ese año. De este modo se logra una protección aproximada del 98 %, dependiendo de la cepa que actúe ese invierno y del estado general de cada persona. Lo que sí se logra con la vacuna es disminuir el riesgo de las complicaciones más graves.

LAS PEORES EPIDEMIAS DE GRIPE

Ya en el año 412 a. C., el médico griego Hipócrates definía sus síntomas. La primera descripción de una epidemia data de 1552, cuando en el antiguo territorio azteca de Texcoco se describió la «pestilencia catarral».

A partir de ese momento, durante los siglos XVII, XVIII y XIX, las epidemias fueron muy frecuentes y se extendieron por todo el mundo, aunque no se tienen cifras sobre el número de fallecidos. Para eso hay que esperar hasta octubre de 1889, año en el que en la ciudad rusa de San Petersburgo (Rusia) se desencadenó una de las peores pandemias, la llamada gripe rusa. En cuatro meses ya se había extendido por todo el mundo y, cuando finalizó, a finales de 1890, había más de 25 millones de personas infectadas y alrededor de un millón de muertos.

Mucho más letal fue la llamada gripe española de 1918, considerada como la quinta peor pandemia mundial en cuanto a número de fallecidos y, desde ese punto de vista, comparable con la peste.

En dos años, dejó más de 50 millones de muertos en todo el mundo. La produjo el influenzavirus A subtipo H1N1, una nueva mutación para la que la población no estaba inmunizada.

Además, en esos años no se contaba ni con vacunas contra la enfermedad ni con antibióticos para

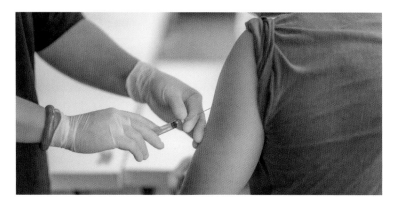

Cada año los virólogos estudian cuidadosamente las tendencias de la evolución del virus de la influenza para proyectar cuáles serán los antígenos del virus de la gripe para la siguiente temporada. Estas proyecciones no siempre son precisas, por eso las vacunas tienen diferentes niveles de efectividad de un año al siguiente.

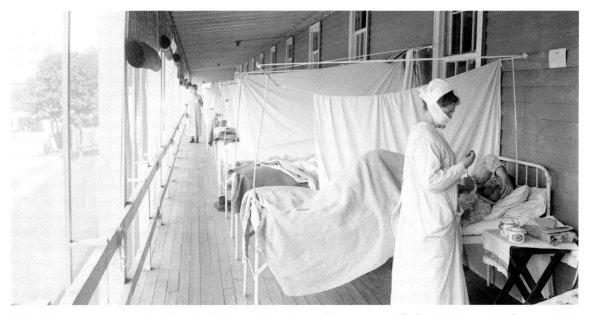

Sala de la gripe del Hospital Walter Reed durante la epidemia de gripe española de 1918-19, en Washington DC. La pandemia causó la muerte de unas 50 000 000 personas en todo el mundo.

tratar las numerosas complicaciones derivadas. Ya por entonces se aconsejaban las mismas medidas de prevención que se adoptan contra el coronavirus: lavado frecuente de manos, uso de mascarillas, prohibición de reuniones numerosas, reducción de los contactos y, si se realizan, mejor al aire libre, e intensa ventilación de los espacios cerrados.

La siguiente gran pandemia no se produjo hasta 1957. Fue la llamada gripe asiática, causada por el influenzavirus A subtipo H2N2. El brote surgió en China y rápidamente alcanzó una distribución mundial; en un año dejó un saldo superior a 1,1 millones de personas.

Menos virulenta que las dos anteriores fue la pandemia de gripe de Hong Kong de 1968, también de distribución mundial. Estuvo causada por el influenzavirus A subtipo H3N2, que infectó a unos 30 millones de personas y produjo el fallecimiento de aproximadamente un millón.

Hay que citar también las pandemias de gripe aviar, en 2003 y 2013, producidas por una cepa especialmente patógena, la A H5N1, y la gripe A o porcina de 2009, causada por la cepa H1N1, que dejó una tasa de mortalidad del 0,2 % de los infectados.

GRIPE

TIPO DE AGENTE INFECCIOSO

GRUPO: Virus.

FAMILIA: *Orthomyxoviridae*.

GÉNERO: *Influenzavirus A, Influenzavirus B*.

GENOMA: ARN lineal formado por ocho fragmentos de una sola cadena compuesta, en total, por unos 14 000 nucleótidos que codifican 11 proteínas.

ENFERMEDAD

SÍNTOMAS: fiebre alta, cefalea, dolores musculares y articulares y malestar general.

TRANSMISIÓN: de persona a persona por inhalación directa de las gotitas respiratorias y los aerosoles, o por contacto con objetos contaminados.

PREVENCIÓN Y TRATAMIENTO

VACUNA: sí, de periodicidad anual.

TRATAMIENTO: sintomático.

DISTRIBUCIÓN

Mundial.

Hepatitis A

La hepatitis viral de tipo A es una enfermedad infecciosa causada por uno de los cinco virus de la hepatitis (A, B, C, D y E). A diferencia de las otras formas, la de tipo A no suele producir afecciones crónicas y raramente se convierte en mortal, pero sí ocasiona una sintomatología debilitante y, en algunos casos, una insuficiencia hepática aguda que sí puede llegar a ocasionar la muerte. Se calcula que es la responsable del 0,5 % de los fallecimientos por hepatitis víricas.

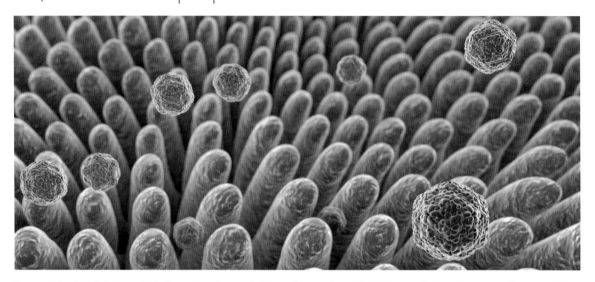

Ilustración 3D del virus de la hepatitis A que infecta el intestino. El diámetro del patógeno oscila entre 20 y 30 nanómetros.

UN VIRUS RESISTENTE

El agente patógeno responsable de esta enfermedad es el virus conocido como VHA, identificado por primera vez en 1973 gracias al trabajo conjunto de los virólogos Robert Purcell, Albert Kapikian y Stephen Feinstone. Se trata de un virus muy estable y resistente a productos químicos, agentes físicos y amplios rangos de temperatura (desde 56 °C a -20 °C), además de tener una gran capacidad para mantener su viabilidad durante mucho tiempo. Se cree que la replicación del virus se produce exclusivamente en las células hepáticas o hepatocitos; a partir de ahí se disemina por el árbol biliar, que son una serie de conductos por los que circula la bilis desde el hígado al intestino. Finalmente, el virus se excreta con las heces. El ser humano es su único reservorio natural.

TRANSMISIÓN

La principal vía de transmisión del virus VHA es fecal-oral, es decir, a través de la ingestión de agua o alimentos contaminados con materias fecales infectadas. La de alimentos suele estar relacionada con una mala higiene de la persona que los prepara y la del agua, con un insuficiente tratamiento de la del abastecimiento urbano o por contaminación con aguas residuales. En ocasiones, aunque no es lo más habitual, la transmisión puede ser debida a prácticas sexuales con personas infectadas. La propagación se puede reducir con unos buenos hábitos higiénicos personales, como lavarse las manos a menudo y, especialmente, antes de comer y después de ir al baño, un sistema adecuado de abastecimiento de agua potable y una correcta eliminación de las aguas residuales.

SINTOMATOLOGÍA

El periodo de incubación suele ser de 14 a 28 días, después de los cuales se desarrolla una sintomatología moderada y caracterizada por fiebre, malestar general, pérdida de apetito, náuseas, vómitos, molestias abdominales, diarrea, ictericia o coloración amarillenta de la piel y la esclerótica del ojo y coloración oscura de la orina.

VIRUS DE LA HEPATITIS

Los virus productores de las diferentes variantes de hepatitis muestran distintas formas morfológicas y variaciones en su estructura interna.

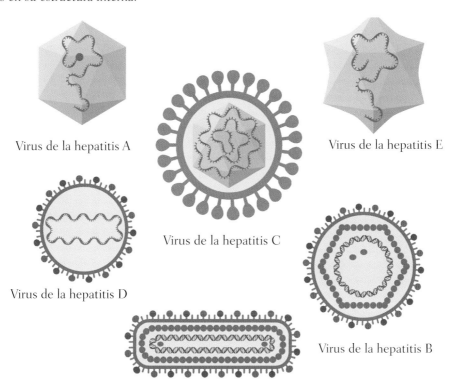

Virus de la hepatitis A

Virus de la hepatitis E

Virus de la hepatitis C

Virus de la hepatitis D

Virus de la hepatitis B

Virus de la hepatitis B (forma pleomórfica filamentosa)

En general, los niños menores de seis años no presentan ninguna sintomatología, o esta es muy leve, mientras que, con la edad, esos síntomas se van agravando. Por ejemplo, la ictericia, presente únicamente en el 10 % de los casos infantiles, alcanza el 70 % cuando se trata de adultos. En ocasiones, la enfermedad puede volver a aparecer en forma aguda en pacientes ya recuperados. Casi todos los infectados se recuperan totalmente y solo una proporción muy pequeña puede desarrollar una hepatitis aguda que ocasione la muerte. Pasada la infección, se genera inmunidad de por vida.

DIAGNÓSTICO Y TRATAMIENTO

No resulta posible distinguir los casos de hepatitis A de otras hepatitis víricas agudas solo por el cuadro clínico. Para hacerlo, es necesaria la detección de anticuerpos IgM en una muestra de sangre. Aunque no es tan habitual, también se puede realizar una prueba RT-PCR que detecta el ARN del virus.

En cuanto al tratamiento, no hay ninguno específico para este tipo de hepatitis. En general, los síntomas van remitiendo lentamente y solo es necesaria la hospitalización en los casos más graves de insuficiencia hepática aguda.

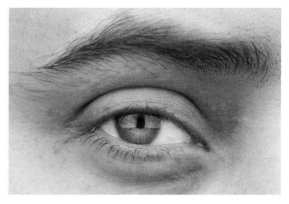

La ictericia es un síntoma característico de la hepatitis A en adultos y jóvenes.

LA VACUNACIÓN

Existen varias vacunas inyectables contra la hepatitis A preparadas con virus inactivos, todas ellas muy similares, pero ninguna ha sido autorizada para administrar a niños menores de un año. Son necesarias dos dosis para garantizar una protección más duradera, pero una sola dosis ya presenta una efectividad casi del 100% contra el virus, pues los vacunados desarrollan un nivel suficiente de anticuerpos como para combatir la infección. En ningún caso se han descrito efectos adversos graves. Además de estas vacunas inyectables, en China también está disponible una vacuna oral preparada a partir de virus vivos.

Aunque la inclusión de esta vacuna en las campañas obligatorias depende de cada país, teniendo en cuenta la proporción de personas vulnerables y el nivel de exposición al virus, desde el año 2019, la Organización Mundial de la Salud incluye esta vacunación como obligatoria en 34 países.

EPIDEMIOLOGÍA

El virus de la hepatitis A se halla distribuido por todo el mundo, aunque hay zonas con niveles altos de infección, otras con niveles intermedios y algunas con niveles bajos.

- En las zonas con **niveles altos** se incluyen países con ingresos bajos y unas condiciones de saneamiento e higiene deficientes. El 90% de los niños ha contraído la enfermedad, generalmente de forma asintomática, por lo que al llegar a adultos ya están inmunizados; con estas condiciones, los brotes epidémicos son muy poco frecuentes y, si se produce alguno, la morbilidad es baja.

- En las zonas con **niveles intermedios** de infección se incluyen países o zonas donde las condiciones sanitarias no siempre son buenas. En general, la proporción de niños que contraen la enfermedad es baja, por lo que llegan a adultos sin inmunidad; es precisamente en estas zonas donde se producen los mayores brotes epidémicos y con una morbilidad que crece con la edad.

- En las zonas con **niveles bajos** de infección se incluyen los países desarrollados, con buenos niveles de saneamiento e higiene. La enfermedad puede aparecer en adultos y jóvenes de grupos de riesgo o en personas que viajan a zonas con una elevada endemicidad.

Las epidemias de hepatitis A se producen de forma periódica y pueden prolongarse mucho en el tiempo debido a los contagios y a la resistencia del virus para permanecer activo en el medio ambiente. Pueden aparecer de forma explosiva, como la registrada en Shanghái en 1988, que afectó a 300 000 personas, o la de 2014 en la India.

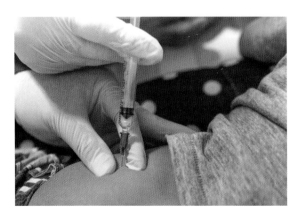

Para el año 2030, la OMS calcula que se habrán podido reducir las nuevas infecciones por el virus de la hepatitis en un 90% a nivel mundial gracias a la vacunación.

HEPATITIS A

TIPO DE AGENTE INFECCIOSO
GRUPO: Virus.

FAMILIA: *Picornaviridae.*

GÉNERO: *Hepatovirus A.*

GENOMA: ARN lineal formado por una sola cadena.

ENFERMEDAD
SÍNTOMAS: fiebre, dolor abdominal, ictericia, orina oscura.

TRANSMISIÓN: por vía fecal-oral o ciertas prácticas sexuales (anal, oral-anal).

PREVENCIÓN Y TRATAMIENTO
VACUNA: sí, con virus inactivos.

TRATAMIENTO: no hay ninguno específico.

DISTRIBUCIÓN
Mundial.

Hepatitis B

La hepatitis viral de tipo B ocupa la cuarta posición entre las enfermedades infecciosas que han dejado mayor número de fallecidos. Por ejemplo, la epidemia que se produjo en 1963, se saldó con más de 60 millones de muertes. Esta enfermedad, la más peligrosa de todas las hepatitis víricas, representa un importante problema de salud a nivel mundial, no solo por los daños orgánicos que produce, sino también por las complicaciones que de ella se derivan, como la cirrosis o el cáncer primario de hígado.

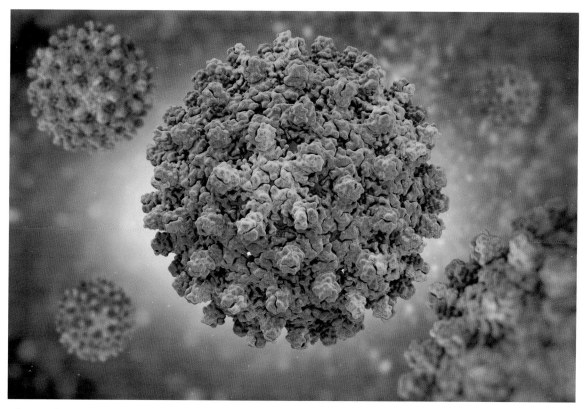

El virus de la hepatitis B puede adoptar formas pleomórficas, es decir, cambiar su morfología habitual y adoptar una apariencia esférica o filamentosa; estas partículas no son infecciosas.

EL VIRUS VHB

El virus de la hepatitis B o VHB fue descubierto en 1963 por el científico estadounidense Baruch Blumberg (1925-2011), que más tarde también desarrolló la vacuna contra el mismo. La envoltura externa del virus está formada por lípidos, con unas proteínas incrustadas que son las encargadas de la unión del virus a las células huésped y de su entrada en ellas. En el interior de esa envoltura hay otra de forma icosaédrica que encierra el genoma, en este caso, un ADN circu-

lar con la doble cadena incompleta, y una enzima ADN polimerasa encargada de la transcripción de ese ADN. Se trata de un virus muy resistente, que puede conservar su actividad fuera del organismo durante una semana aproximadamente.

CUADRO CLÍNICO Y SÍNTOMAS

La hepatitis B es una infección vírica que afecta al hígado y puede ocasionar tanto un cuadro agudo como una enfermedad crónica que desemboque en cirrosis o cáncer hepático. La probabilidad de que la enfermedad se cronifique

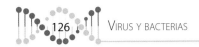

VIRUS DE LA HEPATITIS B

En esta representación se aprecia muy bien la distribución de los componentes del virus VHB, con su envoltura externa y el genoma.

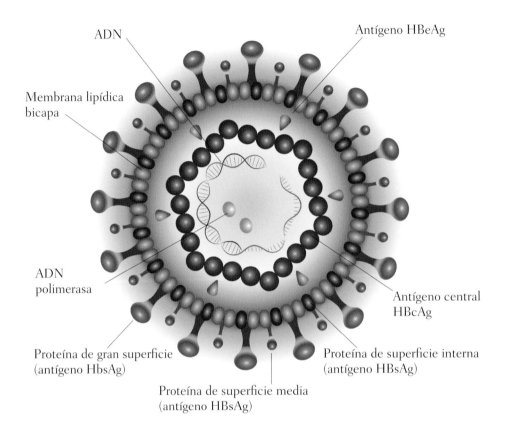

ADN

Antígeno HBeAg

Membrana lipídica bicapa

ADN polimerasa

Antígeno central HBcAg

Proteína de gran superficie (antígeno HbsAg)

Proteína de superficie interna (antígeno HBsAg)

Proteína de superficie media (antígeno HBsAg)

depende mucho de la edad. El mayor riesgo se da entre los niños menores de seis años (entre el 80-90 % de lactantes infectados y el 30-50 % de niños infectados con menos de seis años). Entre los adultos, solo el 5 % de los casos de hepatitis B se cronifican y entre el 20 y el 30 % desembocan en cirrosis o cáncer.

El periodo medio de incubación después de la infección es de aproximadamente 75 días, pero puede oscilar entre 30 y 180 días. La infección se puede manifestar de forma asintomática, produciendo inmunidad en el 80 % de los casos, o en forma de un cuadro agudo, que puede durar varias semanas, caracterizado por ictericia (coloración amarillenta de la piel y los ojos), orina de coloración oscura, dolor abdominal, náuseas, vómitos y cansancio.

Solo una pequeña proporción de los casos de hepatitis aguda, alrededor del 0,1 %, da lugar a una insuficiencia hepática mortal.

DIAGNÓSTICO Y TRATAMIENTO

Por las manifestaciones clínicas no es posible diferenciar la hepatitis B de otras víricas, por lo que, para el diagnóstico, resultan imprescindibles las pruebas analíticas de sangre, que además permiten distinguir entre las infecciones agudas y las crónicas, ya que se detectan anticuerpos diferentes según se trate de una u otra.

En cuanto al tratamiento, no existe ninguno específico para la hepatitis B aguda. Las medidas terapéuticas solo persiguen aliviar los síntomas y mejorar el estado general del paciente; hay que

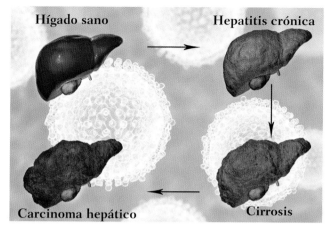

Hígado sano | **Hepatitis crónica**

Carcinoma hepático | **Cirrosis**

Cambios degenerativos que va experimentando el hígado a medida que avanza una infección por el virus de la hepatitis B.

vigilar la hidratación y proporcionar una alimentación equilibrada.

En el caso de la hepatitis B crónica, los tratamientos se basan en la administración de diversos fármacos, como los antivíricos orales, sobre todo con el fin de reducir la incidencia de complicaciones mortales, ya que no curan la propia enfermedad. Estos tratamientos solo se aplican a algunos pacientes y, como su efecto es evitar la replicación del virus, deben mantenerse durante toda la vida.

LA MEJOR PREVENCIÓN

Sin duda alguna, en el caso de la hepatitis B la mejor prevención es la vacuna, con la que se logra un nivel de protección de aproximadamente el 95 % en lactantes, niños y adultos jóvenes y esa protección se prolonga durante unos 20 años.

La OMS recomienda administrar una primera dosis durante las primeras 24 horas de vida y repetir con una segunda y una tercera dosis separadas, al menos, por cuatro semanas. Tras esta pauta, no se aconseja administrar más dosis de refuerzo. Además se recomienda que las embarazadas infectadas reciban un tratamiento preventivo con antivíricos para evitar la transmisión durante el parto. Otras medidas preventivas son el control de la sangre y los hemoderivados que se utilizarán en posteriores transfusiones, la no reutilización de jeringuillas y la práctica de relaciones sexuales más seguras.

EPIDEMIOLOGÍA

El mayor índice de prevalencia del virus de la hepatitis B se halla en África y en la región del Pacífico occidental, con una tasa de infección en adultos de aproximadamente el 6 % en ambas zonas. En el Mediterráneo oriental es del 3,3 %, en Asia sudoriental del 2 %, en Europa del 1,6 % y en América del 0,7 %.

Resulta muy significativo que tras la aplicación en 2016 de una serie de medidas para luchar contra la hepatitis B, como son la vacunación de recién nacidos y la profilaxis de las embarazadas infectadas, el índice de infección crónica en menores de cinco años haya descendido hasta algo menos del 1 %, aunque todavía hay que continuar movilizando recursos e intensificando las campañas de prevención, especialmente en zonas rurales o en entornos de ingresos bajos, donde el acceso a un diagnóstico temprano y a los tratamientos preventivos o profilácticos todavía resultan deficientes.

HEPATITIS B

TIPO DE AGENTE INFECCIOSO

GRUPO: Virus.

FAMILIA: *Hepadnaviridae*.

GÉNERO: *Ortohepadnavirus B*.

GENOMA: ADN formado por una doble cadena.

ENFERMEDAD

SÍNTOMAS: ictericia (coloración amarillenta de la piel y los ojos), orina de coloración oscura, dolor abdominal, náuseas, vómitos y cansancio; a veces, asintomática.

TRANSMISIÓN: por la sangre o los fluidos corporales (saliva, semen, flujo vaginal y menstrual).

PREVENCIÓN Y TRATAMIENTO

VACUNA: sí.

TRATAMIENTO: la aguda, sin ninguno específico; la crónica, con diversos fármacos.

DISTRIBUCIÓN

Especialmente, en África y región del Pacífico occidental.

Hepatitis C y otras hepatitis víricas

Una pandemia silenciosa, así puede considerarse la hepatitis viral de tipo C, que, según estimaciones recientes, infecta a más de 185 millones de personas en el mundo, de las que cada año mueren alrededor de 400 000. Un tercio de los casos derivan a una infección crónica, que desemboca en cirrosis o carcinoma hepatocelular (cáncer primario de hígado). Aunque no todos los casos tienen tratamiento, cuando es posible aplicarlo, el porcentaje de éxito terapéutico es muy elevado, cercano al 95 %.

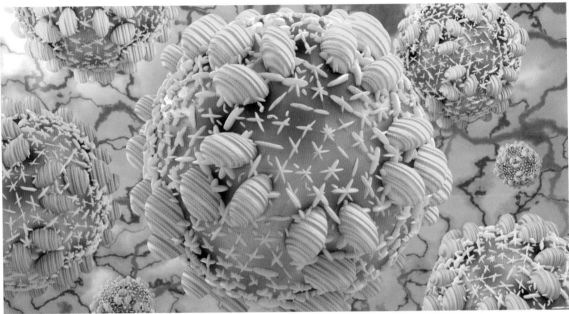

Ilustración 3D del virus de la hepatitis C. El diámetro aproximado de cada partícula vírica es de 50 a 60 nanómetros.

EL VIRUS VHC

Entre los agentes virales productores de la hepatitis, los primeros que se descubrieron fueron el A y el B. Pero pronto se puso en evidencia que había otros casos, a menudo en pacientes que habían recibido transfusiones sanguíneas, en los que debía estar implicado un agente distinto a los dos anteriores. La existencia de ese nuevo agente infeccioso presente en la sangre se explicó porque, hasta entonces, los suministros de los bancos de sangre mundiales solo se analizaban para detectar la presencia de los tipos A y B del virus de la hepatitis.

En 1989, gracias al trabajo de Harvey Alter, Michael Houghton y Charles Rice, se secuenció el genoma del agente desconocido y se aisló, el virus de la hepatitis C o VHC. También desarrollaron las pruebas necesarias para detectarlo en la sangre destinada a transfusiones y abrieron el camino para hallar fármacos eficaces para el tratamiento.

FORMAS DE TRANSMISIÓN

Se transmite por contacto con pequeñas cantidades de sangre, a través de: transfusiones y productos sanguíneos sin analizar, reutilización o mala esterilización de material médico o del empleado para tatuajes y perforaciones, drogas inyectables cuando se comparten las jeringuillas o prácticas sexuales que conlleven una exposición a la sangre. Aunque es mucho menos frecuente, puede pasar de una madre infectada a su hijo.

La transmisión es únicamente por vía sanguínea (parenteral) y nunca a través de la leche materna, los alimentos, el agua o los contactos habituales

VIRUS DE LA HEPATITIS C

En esta representación se aprecia la estructura y la distribución de los componentes del virus VHC, con su envoltura externa y el genoma.

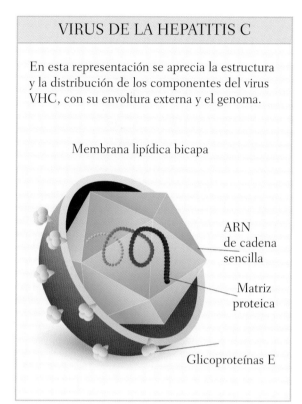

Membrana lipídica bicapa

ARN de cadena sencilla

Matriz proteica

Glicoproteínas E

15-45 % de los casos, el virus se elimina de forma espontánea en unos seis meses, sin que sea necesario ningún tratamiento; el 55-85 % restante sufrirá una infección crónica y, de ellos, entre el 15 y el 30 % desarrollarán cirrosis en unos 20 años.

El periodo de incubación del virus es muy variable, desde unas dos semanas hasta seis meses. Tras la infección, el 80 % de los casos son asintomáticos y esta es una desventaja para la aplicación de un tratamiento eficaz que pueda curar la enfermedad. Cuando la infección aguda produce síntomas, estos son muy similares a los de otras hepatitis víricas: ictericia (color amarillento de la piel y los ojos), cansancio, pérdida de apetito, fiebre, dolor abdominal y articular, náuseas, vómitos, orina oscura y heces claras.

DIAGNÓSTICO

El principal problema para el diagnóstico de la hepatitis C es que suele ser tardío, ya que gran parte de las infecciones agudas son asintomáticas y, en el caso de las crónicas, los síntomas de daño hepático se manifiestan pasados varios años. Para realizar el diagnóstico, primero se lleva a cabo una prueba serológica para detectar la presencia de anticuerpos anti-VHC; si da positiva, para confirmar la infección es necesario realizar otra que detecta el ARN del virus. Esta segunda prueba es muy importante, ya que entre el 15 % y el 45 % de las personas inicialmente infectadas eliminan espontáneamente el virus, por lo general, en los seis meses posteriores a la infección. Quienes no lo eliminan en ese plazo se convierten en portadores de una infección crónica por VHC.

con personas infectadas, como besos, abrazos, darse la mano o compartir un mismo espacio.

CUADRO CLÍNICO Y SÍNTOMAS

El virus VHC ataca a las células hepáticas y puede causar hepatitis aguda o crónica, variando su gravedad desde una dolencia leve que dure solo unas semanas hasta una enfermedad grave que desemboque en cirrosis o cáncer hepático. Aproximadamente, en el

ETAPAS DEL DAÑO HEPÁTICO

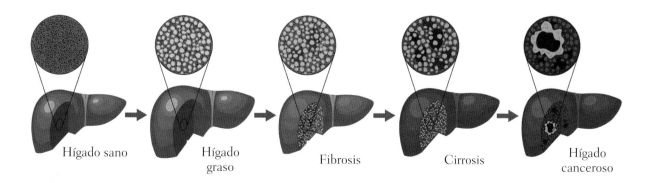

Hígado sano

Hígado graso

Fibrosis

Cirrosis

Hígado canceroso

GRUPOS DE RIESGO PARA LA HEPATITIS C

Receptores de sangre o productos sanguíneos con sospecha de estar infectados (receptores de transfusiones, pacientes sometidos a diálisis, etc.).
Pacientes sometidos a intervenciones en centros con un control de las infecciones inapropiado.
Consumidores de drogas, tanto inyectables como las que se administran por otras vías.
Personas tatuadas o con perforaciones ornamentales.
Personas infectadas por el VIH.
Descendencia de madres infectadas por el VHC.
Personas recluidas en cárceles o cualquier otro entorno cerrado.
Parejas sexuales de personas infectadas, especialmente si mantienen relaciones homosexuales.
Poblaciones en las que el índice de prevalencia de anticuerpos anti-VHC sea alta (entre el 2 % y el 5 %).

TRATAMIENTO

Hay muchos casos de hepatitis C que no requieren ningún tratamiento, ya que el propio sistema inmunológico es capaz de eliminar la infección. Esto no ocurre en los casos de hepatitis crónica, en los que sí resulta imprescindible un tratamiento con antivíricos de acción directa durante 12-14 semanas. En una gran mayoría de casos, este tratamiento logra la curación completa del paciente siempre que no haya indicios de cirrosis.

A pesar de su eficacia, el principal inconveniente de este tratamiento es que tiene un precio elevado, lo que, en muchas ocasiones, lo hace inasequible para países de renta no muy elevada. La meta que se ha impuesto la OMS es que hacia el año 2030 la cobertura terapéutica sea, al menos, del 80 %, cuando en el 2017 llegaba apenas al 40 %.

MEDIDAS DE PREVENCIÓN

Lo primero que se debe señalar es que no existe una vacuna eficaz contra la hepatitis C, por lo que una mejora en las cifras de incidencia únicamente se puede lograr extremando las precauciones para minimizar el riesgo de exposición al virus. Para ello, se recomienda: usar de forma apropiada y segura las inyecciones en el entorno sanitario; analizar la sangre donada para detectar la presencia del

MEDIDAS APLICABLES A PERSONAS INFECTADAS DE HEPATITIS C

Vacunarse contra las hepatitis A y B para proteger el hígado y evitar coinfecciones.
Detección y reducción del consumo de alcohol.
Vigilancia y tratamiento de la obesidad y el consumo de tabaco.
Mantener un seguimiento médico constante para detectar de forma temprana la posible aparición de cualquier enfermedad hepática o de manifestaciones extrahepáticas que están relacionadas con la infección por VHC, como la resistencia a la insulina y la diabetes.
En caso de hepatitis crónica, recibir un tratamiento antiviral lo más pronto posible, siempre que esté indicado. En niños entre 12 y 17 años, ese tratamiento se aconseja siempre, independientemente del estadio de la enfermedad. En menores de 12 años, la OMS recomienda aplazar el tratamiento hasta que lleguen a esa edad y abandonar los tratamientos con interferón.

virus; manipular y eliminar de manera segura los objetos punzantes o cortantes; suministrar material de inyección estéril a los consumidores de drogas inyectables y tratar la dependencia; y, por último, usar preservativos durante las relaciones sexuales. Además de estas medidas, la OMS recomienda añadir otra serie de medidas a las personas que ya estén infectadas (ver la tabla de página anterior, abajo).

UNA PANDEMIA SILENCIOSA

Aunque el virus de la hepatitis C se halla extendido por todo el mundo, las zonas más afectadas son el continente europeo y el Mediterráneo Oriental. También se concentra en determinados grupos de población: el 23 % de las nuevas infecciones y el 33 % de los fallecimientos se relacionan con el consumo de drogas inyectables. Ya hemos indicado que el tratamiento contra la hepatitis C es caro, por lo que, para acabar con esta pandemia, es necesario lograr precios más bajos, algo que parece posible con la producción de medicamentos genéricos. Para ello se necesita un esfuerzo común y conjunto de gobiernos, organismos internacionales, agencias de donantes, industria farmacéutica y organizaciones de la sociedad civil, que hagan posible un acceso generalizado al tratamiento del VHC en países de ingresos altos, medianos y bajos.

OTRAS HEPATITIS VÍRICAS

En el caso del virus de la hepatitis D, siempre aparece asociado al VHB, ya que precisa de él para replicarse, por lo que la enfermedad solo aparece en pacientes ya diagnosticados de hepatitis B o reinfectados. Aparece aproximadamente en el 5 % de los casos de infección crónica por VHB. La coinfección de VHB-VHD se considera la forma más grave de hepatitis vírica crónica, pues rápidamen-

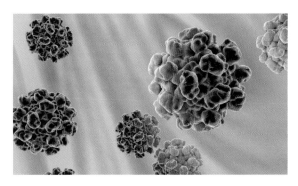

El virus de la hepatitis E se transmite por vía enteral, principalmente a través de aguas contaminadas.

te progresa hacia el cáncer de hígado y la muerte. Este virus se transmite por vía parenteral a través de la sangre o los productos sanguíneos y, con menor frecuencia, de madre a hijo. La mejor prevención es la vacunación contra el VHB ya que, al depender de este para su replicación, si se impide la infección por hepatitis B tampoco es posible de la forma D.

El virus de la hepatitis E (VHE) afecta cada año a unos 20 millones de personas, de las cuales solo poco más de tres millones muestran síntomas de la enfermedad. El virus se transmite por vía fecal-oral, principalmente a través de aguas contaminadas y ya se ha logrado una vacuna para prevenir su infección. Tras un periodo de incubación de dos a tres semanas, se desarrolla una infección aguda que suele ser benigna; no se han observado casos de cronificación. Solo un 5 % de los afectados desarrollan una enfermedad hepática que puede ser mortal. Este riesgo es especialmente elevado en las mujeres embarazadas durante el primer trimestre de gestación. El virus de la hepatitis E se halla extendido por todo el mundo, pero su mayor prevalencia se produce en la zona oriental y meridional del continente asiático.

HEPATITIS C

TIPO DE AGENTE INFECCIOSO

GRUPO: Virus.

FAMILIA: *Flaviviridae.*

GÉNERO: *Hepacivirus C.*

GENOMA: ARN formado por una cadena sencilla que codifica unos 3 000 aminoácidos integrantes de 10 proteínas que se expresan en una única poliproteína.

ENFERMEDAD

SÍNTOMAS: ictericia (coloración amarillenta de la piel y los ojos), orina de coloración oscura, heces claras, dolor abdominal y articular, fiebre, náuseas, vómitos y cansancio; a veces, asintomática.

TRANSMISIÓN: por la sangre (vía parenteral).

PREVENCIÓN Y TRATAMIENTO

VACUNA: no.

TRATAMIENTO: si es posible, con antivirales.

DISTRIBUCIÓN

Mundial.

Enfermedad del Zika

Este virus se identificó por primera vez en 1947 en monos rhesus y el primer caso clínico de infección en seres humanos no se notificó hasta 1952. Desde entonces, se han producido brotes en todo el mundo, especialmente en las regiones tropicales y subtropicales de África, Asia, América y el Pacífico. En la actualidad, hasta 86 países están afectados por esta enfermedad viral.

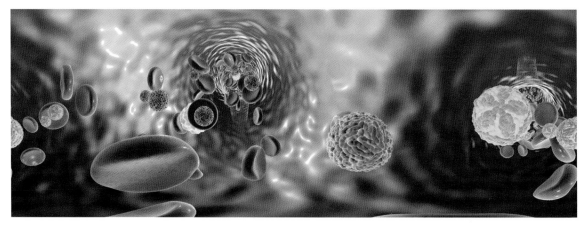

Ilustración 3D del virus Zika en la sangre con glóbulos rojos.

DEL MONO AL SER HUMANO

La primera evidencia que se tuvo de la existencia del virus fue en Uganda (África), en 1947, en una población de monos rhesus (*Macaca mulatta*) que habitaba en el bosque de Zika. El primer diagnóstico probado de infección humana se realizó en 1952 y partir de esa fecha se detectaron brotes en diversos países africanos. En 2014, los casos se habían extendido por Asia hasta la Polinesia francesa, en 2015 a la isla de Pascua y, en 2016, a América Central y del Sur y el Caribe.

VÍAS DE TRANSMISIÓN

El virus se transmite por la picadura de varias especies de mosquitos *Aedes*. Estos mosquitos son de distribución tropical y subtropical, pero el aumento de los viajes y del comercio internacional los han extendido por todo el mundo, especialmente a la especie *A. aegypti*, que ya ha llegado a todos los continentes.

En 2009 se notificó la primera transmisión de la enfermedad por vía sexual, sin necesidad de un mosquito que actuase como vector. Y en 2015 se tuvo la evidencia de la transmisión vertical de madre a hijo: el virus atraviesa la placenta de una mujer embarazada y estará presente en el líquido amniótico que rodea al feto. También se puede transmitir por transfusiones de sangre o productos sanguíneos contaminados.

SINTOMATOLOGÍA

El periodo de incubación de la enfermedad oscila entre tres y 14 días, desde el momento de exposición al virus hasta la aparición de los primeros síntomas. Estos son en general leves, con fiebre, dolor de cabeza, conjuntivitis, erupción cutánea, dolores musculares y articulares, y malestar general. Solo los desarrolla una de cada cinco personas y, si aparecen, no suelen durar más de siete días.

El verdadero riesgo de esta enfermedad son las complicaciones que afectan, especialmente, a las mujeres embarazadas; puede provocar microcefalia en el feto, así como otras malformaciones congénitas, como contractura de los miembros, alteraciones oculares, sordera o hipertonía muscular; además de partos prematuros, abortos espontáneos o, incluso, muerte fetal. La microcefalia o disminución del tamaño normal de la cabeza es una de las malformaciones más habituales relacionadas con el virus Zika. En adultos y niños mayores, la infección puede ser el desencadenante del síndrome de Guillain-Barré y otros trastornos neurológicos.

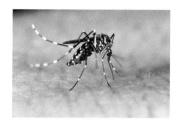
Como el dengue o la fiebre amarilla, los mosquitos *Aedes* también son vectores del virus de Zika.

DIAGNÓSTICO Y TRATAMIENTO
La única forma de confirmar la presencia del virus es con análisis de sangre o de otros líquidos corporales, incluso de saliva o semen.

No existe un tratamiento específico para el Zika. Únicamente, si aparecen síntomas, se aconseja reposo, mantener una buena hidratación bebiendo muchos líquidos y tomar algún analgésico para paliar el dolor y la fiebre. Las mujeres embarazadas con síntomas deben hacerse las pruebas diagnósticas y recibir atención médica.

MEDIDAS DE PREVENCIÓN
Aún no existe ninguna vacuna contra el Zika, únicamente se pueden adoptar medidas preventivas. La primera es evitar las picaduras de mosquitos, especialmente durante el día y hasta el anochecer, y con una atención extrema a los niños pequeños y las mujeres embarazadas.

Esta prevención se basa en el uso de prendas que cubran bien el cuerpo y de repelentes de insectos específicos, instalación de mosquiteros en las zonas abiertas de los edificios y mantenimiento de puertas y ventanas. La OMS también recomienda que las personas activas sexualmente, de ambos sexos, se informen sobre el método anticonceptivo más conveniente para evitar riesgos.

EPIDEMIOLOGÍA
El primer brote importante se produjo en la isla de Yap (Micronesia), en 2007. En este episodio, el primero fuera de África y Asia, se confirmaron 108 casos mediante pruebas de laboratorio y se consideraron otros 72 como sospechosos. El siguiente brote tuvo lugar en 2013 en la Polinesia francesa y en otros países y territorios del Pacífico, en el que se contabilizaron unos 10 000 casos. Pero el más grave de todos fue el que se desató en Brasil en 2015, que se inició en el noreste del país y desde allí, a lo largo de un año, se extendió por otros países de Sudamérica, Centroamérica y el Caribe.

Durante el brote brasileño se describió la asociación de la enfermedad del Zika con el síndrome de Guillain-Barré y la OMS puso de manifiesto la interacción entre la enfermedad vírica y la microcefalia, al comprobar que el número de niños nacidos con esa malformación había aumentado con respecto a años anteriores al brote epidémico.

Microcefalia   Cabeza de tamaño normal

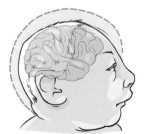 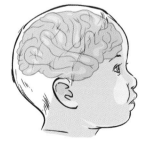

La microcefalia es un trastorno neurológico que provoca problemas de desarrollo cerebral. No tiene cura ni tratamiento, solo terapias de apoyo.

ZIKA

TIPO DE AGENTE INFECCIOSO
Grupo: Virus.
Familia: *Flaviviridae*.
Género: *Flavivirus*.
Genoma: ARN lineal formado por una sola cadena compuesta por unos 11 000 nucleótidos que codifican 10 proteínas.

ENFERMEDAD
Síntomas: fiebre, dolor de cabeza, conjuntivitis, erupción cutánea, dolores musculares y articulares, y malestar general.
Transmisión: por picadura de mosquito; también por vía sexual y de madre a hijo.

PREVENCIÓN Y TRATAMIENTO
Vacuna: no.
Tratamiento: no hay ninguno específico.

DISTRIBUCIÓN
África, Asia, el Pacífico, América Central y del Sur.

Fiebre hemorrágica del Ébola

Esta gravísima enfermedad, a menudo mortal, se detectó por primera vez en 1976, en dos brotes simultáneos producidos en Sudán del Sur y la República Democrática del Congo; desde entonces, los brotes han continuado sucediéndose, llegándose a alcanzar tasas de mortalidad superiores al 90% en algunos de ellos.

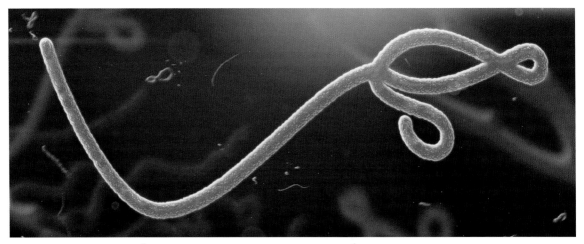

Recreación del virus del Ébola. El nombre del virus viene del río Ébola, ya que el virus se identificó por primera vez en una aldea cercana a ese curso fluvial, en la República Democrática del Congo (antiguo Zaire).

AGENTE PATÓGENO: UN FILOVIRUS

La fiebre hemorrágica del Ébola la produce un virus del género *Ebolavirus*, del que hasta el momento se han identificado cinco cepas distintas: Zaire (EBOV), Sudán (SUDV), Reston (RESTV), Tai Forest (TAFV) y Bundibugyo (BDBV). Los peores brotes que se han producido en África se han asociado con las cepas BDBV, EBOV y SUDV.

La cepa Zaire es la que causa una mayor mortalidad, con un 83% de media, aunque llegó a superar el 90% en la epidemia que azotó África occidental en 2014 y que después se extendió por algunos lugares de Europa. Fue la primera que se identificó en 1976. En ese mismo brote, la siguiente cepa identificada fue Sudán, cuyo origen parece que estuvo entre los trabajadores de una fábrica de algodón, aunque se desconoce cuál fue el transmisor original.

La cepa Reston se identificó en 1989, en unos macacos importados desde Filipinas a la localidad estadounidense de Reston y en otra cuyo destino fue Filadelfia; en esa ocasión, los macacos enfermaron y algunos de los trabajadores que habían estado en contacto con ellos dieron positivo en la prueba de anticuerpos, pero no hubo ningún caso grave. Fue la cepa Reston la primera en la que se detectó que el virus podía infectar a cerdos de granja y estos transmitirla a los seres humanos.

En cuanto a la cepa Tai Forest, el descubrimiento se produjo en 1994 en una población de chimpancés de Costa de Marfil. Muchos de ellos murieron y se cree que la transmisión se produjo a partir de colobos rojos infectados. También se contagió y desarrolló la enfermedad una científica implicada en la investigación.

La última cepa en descubrirse fue Bundibugyo, en 2007, cuando se confirmó un brote en Uganda, en la región de Bundibugyo, fronteriza con República Democrática del Congo. Parece que los huéspedes naturales del virus son unos murciélagos frugívoros pertenecientes a la familia *Pteropodidae*, pero también infecta a chimpancés, gorilas, antílopes y puercoespines.

ESTRUCTURA DEL VIRUS

Todas las cepas tienen características comunes: se trata de virus de morfología variable (pleomórfico), generalmente filamentosa, de un diámetro aproximado de 80 nanómetros y una longitud que puede llegar a alcanzar los 14000 nanómetros (0,014 milímetros). El genoma está formado por una única cadena de ARN que codifica las proteínas que constituyen la cápside. Su estructura puede verse con más detalle en el dibujo.

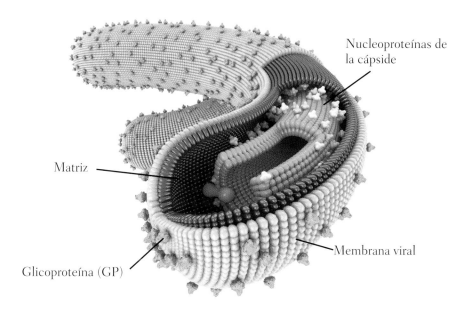

Nucleoproteínas de la cápside

Matriz

Glicoproteína (GP)

Membrana viral

TRANSMISIÓN DEL VIRUS

Desde los animales infectados, el virus se introduce en las poblaciones humanas por contacto con la sangre, las vísceras, los fluidos corporales, la orina o los excrementos de esos animales. Cuando el ser humano ya se ha infectado, la propagación es persona a persona, siempre por contacto directo con sangre u otros fluidos corporales, como saliva, sudor, semen o flujo vaginal, con orina, excrementos o vómito y también con líquidos internos, como el cefalorraquídeo, el sinovial, el peritoneal o el pleural. Es importante indicar que todos estos elementos transmisores pueden proceder tanto de una persona viva como fallecida, pues se han encontrado pruebas de que el virus permanece activo durante un tiempo incluso después del embalsamamiento del cadáver. Mientras el virus permanezca en la sangre, hay riesgo de contagio.

La transmisión también puede tener lugar por contacto indirecto, a través de objetos o materiales (fómites) contaminados.

SÍNTOMAS DE LA ENFERMEDAD

El periodo de incubación oscila entre dos y 21 días, y el periodo de contagio se inicia con la aparición de los síntomas. Los iniciales son similares a los de una gripe: subida repentina de la fiebre, dolor de cabeza y de garganta, muscular y en las articulaciones, fatiga y malestar. A continuación, suelen aparecer náuseas, vómitos y diarrea y, menos frecuentemente, dolor en el pecho y dificultad para tragar y respirar. Entre el 5 y el 50% de los casos también presenta maculopápulas (zonas rojizas en la piel).

La siguiente fase es la de sangrado, que se desencadena entre los cinco y siete días de la aparición de los primeros síntomas. En esta fase se puede producir disfunción renal y hepática y hemorragias externas e internas. Esta gran pérdida de sangre suele conducir a la muerte en la segunda semana.

Algunas personas, después de recuperarse aún continúan portando el virus en zonas del organismo que son poco accesibles a la acción del sistema inmunitario, como los testículos, los ojos o el sistema

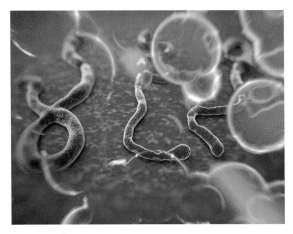

Virus del Ébola.

nervioso central. También en mujeres que se han infectado durante el embarazo, el virus persiste en la placenta, el líquido amniótico y el feto, y durante la lactancia, si la madre está infectada, el virus se puede hallar en la leche materna. Además, en un pequeño porcentaje de la población que ha sobrevivido a la enfermedad, el virus puede persistir hasta nueve meses en algunos líquidos corporales.

Aunque son raros, también se han encontrado casos en los que la enfermedad se reproduce en pacientes ya curados debido a un aumento en la replicación del virus.

DIAGNÓSTICO

El primer paso en el diagnóstico es descartar otras enfermedades con síntomas similares, como la fiebre tifoidea, el paludismo o la meningitis. Descartadas esas posibilidades, hay que realizar alguna de las siguientes pruebas para confirmar que se trata de una infección por Ébola: detección de antígenos, aislamiento del virus mediante cultivo celular, microscopía electrónica de una muestra, prueba RT-PCR, prueba de inmunoabsorción enzimática o prueba de seroneutralización.

Es imprescindible que el personal sanitario que recoja las muestras para cualquiera de estas pruebas diagnósticas vaya equipado con los equipos de protección adecuados y que el transporte de esas muestras se realice en condiciones de máxima seguridad biológica con el sistema de triple envase, ya que el riesgo de contagio es extremadamente elevado.

TRATAMIENTO Y PREVENCIÓN

Todavía no existe ningún tratamiento eficaz contra la fiebre hemorrágica del Ébola, aunque siguen las investigaciones para hallar formas de hemoterapia, inmunoterapia y farmacoterapia que puedan aplicarse con seguridad para neutralizar el virus. Hasta la fecha, únicamente están disponibles los tratamientos de apoyo, como puede ser la rehidratación oral o intravenosa. Ese tratamiento de apoyo, aplicado con la mayor brevedad desde que se manifiestan los síntomas, mejora la supervivencia de los infectados.

Tampoco se cuenta con ninguna vacuna autorizada, aunque hay varias en fase experimental, por ejemplo, la denominada rVSV-ZEBOV, que se probó en Guinea y demostró una eficacia de alrededor del 50 % en un ensayo clínico dirigido por la OMS, el Ministerio de Salud de Guinea, Médicos sin fronteras y el Instituto de Salud Pública de Noruega, sobre una muestra de 11 841 personas.

CONTROL DE LA ENFERMEDAD

La primera medida de control es vigilar los brotes y mantener un rastreo de los infectados, así como intentar evitar prácticas habituales en los enterramientos tradicionales de algunos grupos étnicos africanos que conllevan el contacto directo con los difuntos. Asimismo, en los centros sanitarios es muy importante separar a los pacientes infectados para evitar la propagación del virus, y mantener un cuidado higiénico y una limpieza extremas. También conviene seguir los consejos que se detallan a continuación:

- Utilizar guantes y otras prendas de protección cuando se manipulen animales salvajes y cocinar muy bien los productos obtenidos de ellos, como la carne y la sangre.

- Evitar el contacto físico y estrecho con personas que estén infectadas, a no ser que se disponga de equipos de protección individual (EPIs). Incluso con los equipos, después de atender al paciente hay que pasar por una cámara de desinfección y aplicar el protocolo de seguridad e higiene previamente establecido.

Por otra parte, para reducir el riesgo de transmisión sexual, se recomienda que los hombres que hayan padecido la enfermedad mantengan prácticas sexuales seguras e higiénicas durante los 12 meses siguientes al inicio de los síntomas o hasta que las pruebas den negativo, por dos veces consecutivas, a la presencia del virus.

Por supuesto, el personal sanitario o de laboratorio debe extremar las precauciones cuando trate a pacientes que estén infectados por el virus del Ébola, o se sospeche que lo estén, y también las muestras obtenidos de ellos, dada su elevada tasa de contagio. Si tienen que mantener un contacto estrecho con ellos (menos de 1 m), deben utilizar equipos de protección para el rostro (mascarillas, pantallas y gafas), bata de manga larga y guantes.

EPIDEMIOLOGÍA

Dada la elevada tasa de letalidad del virus del Ébola, y teniendo en cuenta que no hay tratamiento ni vacuna, el patógeno está clasificado como agente de bioseguridad de nivel 4, el máximo entre los fijados por los Centros para el control y la prevención de enfermedades de los Estados Unidos.

Los brotes de Ébola se han venido sucediendo de forma casi ininterrumpida, cada uno con diferente extensión e índice de letalidad. El peor brote conocido hasta ahora, que se desarrolló entre 2014 y 2016, se inició en Guinea y se extendió por Liberia,

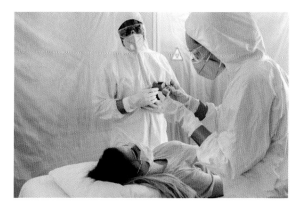

Los trabajadores sanitarios que atienden a pacientes con infección, presunta o confirmada, por el virus del Ébola deben aplicar medidas de protección extremas para evitar cualquier exposición a la sangre o los líquidos corporales del paciente y el contacto directo sin protección con el entorno posiblemente contaminado.

Sierra Leona, Nigeria, Senegal, Mali, Estados Unidos, España, Italia y Reino Unido. Se calcula que, en total, se notificaron casi 29000 casos y que el número de fallecidos se acercó a los 11500 hasta finales de marzo de 2016, cuando la OMS declaró el fin de la emergencia sanitaria.

El undécimo brote de la enfermedad, en la República Democrática del Congo, el de 2018-2020 comenzó y se extendió por Uganda y Tanzania. Se dió por terminado en junio de 2020 con unas 2200 muertes.

La participación de toda la comunidad es fundamental para lograr el éxito en el control de los brotes. Y un buen control depende directamente de la aplicación de diferentes intervenciones, como la atención a los casos, las prácticas de prevención de la infección, la vigilancia y el rastreo de los casos, los entierros en condiciones de seguridad y la movilización social.

FIEBRE HEMORRÁGICA DEL ÉBOLA

TIPO DE AGENTE INFECCIOSO
GRUPO: Virus.

FAMILIA: *Filoviridae*.

GÉNERO: *Ebolavirus*.

GENOMA: ARN lineal formado por una sola cadena compuesta por unos 19 000 nucleótidos que codifican ocho proteínas.

ENFERMEDAD
SÍNTOMAS: fiebre, dolor de cabeza y de garganta, muscular y en las articulaciones, fatiga y malestar, náuseas, vómitos y diarrea y, menos frecuentemente, dolor en el pecho y dificultad para tragar y respirar, disfunción renal y hepática y hemorragias.

TRANSMISIÓN: sangre y otros fluidos corporales.

PREVENCIÓN Y TRATAMIENTO
VACUNA: no, aunque hay varias experimentales.

TRATAMIENTO: no hay ninguno específico.

DISTRIBUCIÓN
África occidental y central.

Síndrome de inmunodeficiencia adquirida (SIDA)

El término que se utiliza para nombrar esta enfermedad, abreviadamente SIDA, se aplica a los estadios más avanzados de la infección por el virus de la inmunodeficiencia humana (VIH), que no se expresa de una forma única, sino que conlleva la presencia de alguna de las más de 20 infecciones oportunistas o de cánceres relacionados con el agente vírico. Se estima que alrededor de 40 millones de personas se encuentran afectadas en todo el mundo, de las cuales algo más de la mitad recibe tratamiento.

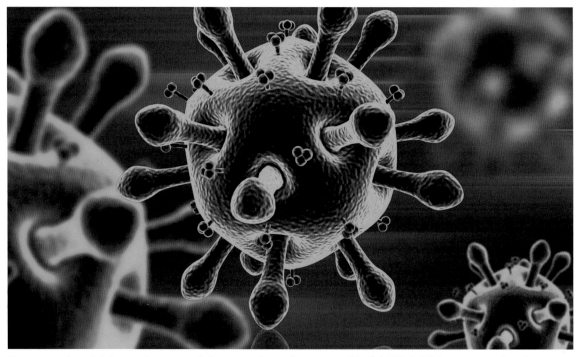

Ilustración digital del virus de inmunodeficiencia adquirida, responsable del SIDA. El diámetro viral es de aproximadamente 100 nanómetros.

UN VIRUS PELIGROSO

El virus de la inmunodeficiencia humana (VIH) es un patógeno con un periodo de incubación largo, lo que hace que los signos de la infección se manifiesten de forma tardía. Esa infección ataca a las células del sistema inmunitario y provoca alteraciones en ellas o anula su función. De ese modo, la infección origina un deterioro progresivo del sistema inmunitario, dando lugar a la denominada «inmunodeficiencia», es decir, el sistema inmunitario de la persona infectada no puede cumplir adecuadamente su función de defender al organismo contra las infecciones y las enfermedades. El término SIDA o síndrome de inmunodeficiencia adquirida se aplica a

los estadios más avanzados de la infección, que pueden tardar muchos años en presentarse, dependiendo de cada persona; se considera estadio avanzado cuando ya se ha presentado alguna de las más de 20 infecciones oportunistas o cánceres relacionados con el virus, como neumonías, salmonelosis, candidiasis, toxoplasmosis, encefalopatías, herpes y tuberculosis, o cáncer de cuello uterino, linfomas y sarcoma de Karposi, entre otras muchas. El virus fue descubierto en 1983 por el equipo de investigación dirigido por el virólogo francés Luc Montaigner (1932), ganador del Premio Nobel de Medicina en 2008, compartido con la bioquímica Françoise Barré-Sinoussi (1943), por sus contribuciones sobre el modo de actuación del virus y las formas de evitar su replicación.

ESTRUCTURA DEL VIH

El virus tiene forma esférica y, además de la cápside de proteínas que envuelve el genoma, lleva una envoltura exterior protectora. Precisamente en esta envoltura se encuentran las proteínas antigénicas que efectuarán la unión con la membrana de las células a las que infecte el virus, especialmente los linfocitos T CD4+, y permitirán la invasión.

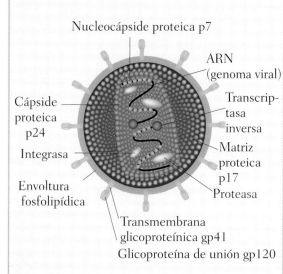

Nucleocápside proteica p7
ARN (genoma viral)
Cápside proteica p24
Transcriptasa inversa
Integrasa
Matriz proteica p17
Envoltura fosfolipídica
Proteasa
Transmembrana glicoproteínica gp41
Glicoproteína de unión gp120

VÍAS DE TRANSMISIÓN Y FACTORES DE RIESGO

El virus se transmite por el intercambio de fluidos orgánicos de una persona infectada, como sangre, semen, fluido vaginal o leche materna. Se pueden distinguir tres vías de transmisión:

- **Sexual**: por relaciones sexuales vaginales, anales u orales con una persona infectada; el riesgo de contagio aumenta si no se emplea preservativo. También supone un factor de riesgo el padecimiento de otras infecciones de transmisión sexual, como la sífilis, el herpes, la clamidiasis, la gonorrea o la vaginosis bacteriana.

- **Sanguínea**: por transfusiones de sangre contaminada, trasplantes de tejidos sin garantías de seguridad, el uso compartido de agujas, jeringuillas, soluciones de droga u otro material infectivo contaminado para consumir drogas inyectables, la utilización de otros instrumentos punzantes, como

los usados para hacer tatuajes, escarificaciones o *piercings*, o por pinchazo accidental, riesgo que afecta principalmente al personal sanitario.

- **Perinatal** (de madre a hijo): durante el embarazo, el parto o el periodo de lactancia.

El virus no se transmite por contactos habituales entre personas, como besos, abrazos o apretones de manos, ni por compartir objetos personales, alimentos o agua.

SINTOMATOLOGÍA

No se puede hablar de una sintomatología única, ya que los signos dependen de la etapa de la infección. El máximo de infectividad se tiende a alcanzar en los primeros meses, aunque hay infectados en los que no se pone de manifiesto que son portadores hasta que se encuentran en una fase muy avanzada. Así, durante las primeras semanas de la infección hay pacientes asintomáticos, mientras que otros presentan un cuadro similar al de una gripe, con fiebre, dolor de cabeza o de garganta y, a veces, erupciones. A medida que el sistema inmunitario va deteriorándose, sí aparecen signos claros, como inflamación de los ganglios linfáticos, pérdida de peso muy acusada, tos, diarrea y fiebre.

DIAGNÓSTICO

Existen pruebas de diagnóstico rápido que proporcionan resultados en el mismo día, así como test de prueba que puede realizarse la propia persona. Ambas opciones son un gran avance para el tratamiento precoz y el seguimiento de la enfermedad, aunque siempre se aconseja confirmar el diagnóstico en un hospital o centro sanitario mediante pruebas como la detección de anticuerpos contra el virus que, en la mayoría de los casos, ya aparecen dentro de los 28 días posteriores a la infección.

Si la primera prueba diagnóstica da positivo, hay que realizar una segunda prueba de confirmación antes de iniciar cualquier tratamiento. Cuando se ha comenzado el tratamiento, ya no se efectúan más pruebas.

Las pruebas serológicas válidas para adultos y adolescentes no sirven por sí solas para diagnosticar la presencia del virus en bebés menores de 18 meses nacidos de madres infectadas. En esos casos hay que

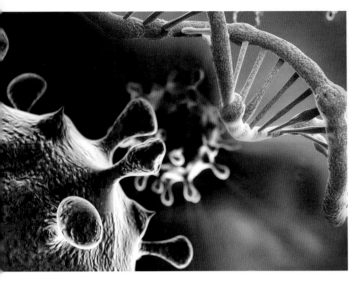

Estructura de la doble cadena de ADN de una célula humana infectada por el virus VIH.

realizar pruebas virológicas en el momento del nacimiento o a las seis semanas del mismo.

TRATAMIENTO

Está compuesto por una combinación de tres o más fármacos antirretrovíricos (TAR) que, a pesar de no curar la infección, sí inhiben la replicación del virus y permiten que el sistema inmunitario vaya fortaleciéndose y recuperando su capacidad de luchar contra las infecciones. La OMS recomendó este tratamiento para cualquier persona infectada, incluso niños y mujeres embarazadas o en periodo de lactancia. A finales de 2019, la recomendación había sido adoptada por 185 países que engloban al 99 % de las personas infectadas en el mundo.

Las personas infectadas con el virus que reciben tratamiento antirretrovírico y han suprimido la carga vírica no transmiten el VIH a sus parejas sexuales, por lo que el acceso temprano a ese tratamiento mejora la calidad de vida y el pronóstico de los infectados y previene la transmisión del virus.

PREVENCIÓN

Actualmente no se dispone aún de ninguna vacuna eficaz contra el VIH. Uno de los posibles motivos puede ser la capacidad que tiene el patógeno para mutar y producir variantes del mismo con ligeras diferencias que le permiten «escapar» de la vacuna. Por ello, mientras las vacunas estén en fase experimental, los esfuerzos deben centrarse en adoptar una serie de medidas que prevengan el contagio. A continuación, se detallan algunas:

- **Uso de preservativos masculinos y femeninos**: los datos demuestran que previenen alrededor del 85 % de las infecciones por VIH y por otros patógenos productores de enfermedades de transmisión sexual.

- **Detección temprana del virus**: para comenzar el tratamiento de forma precoz; la OMS recomienda que la prueba también se la realicen las parejas sexuales.

- **Detección temprana de tuberculosis**: esta enfermedad, que es letal si no se trata, es la principal causa de muerte en las personas con VIH; una de cada tres muertes se relaciona con ella. Un tratamiento combinado antituberculoso y antirretrovírico mejora las perspectivas de vida. Se recomienda el tratamiento preventivo contra la tuberculosis a los infectados por VIH, aunque no hayan desarrollado la enfermedad.

- **Circuncisión médica voluntaria masculina**: esta práctica reduce en un 50 % el riesgo de que un hombre se infecte con el virus por relaciones heterosexuales. También disminuye el riesgo de otras infecciones de transmisión sexual.

- **Prevención secundaria con TAR**: la OMS recomienda ese tratamiento a todas las personas que hayan dado positivo al VIH porque también se reduce la transmisión del virus.

- **Profilaxis anterior a la exposición** para parejas que hayan dado negativo al VIH: la toma diaria de antirretrovíricos como medida profiláctica ha demostrado que reduce la transmisión del virus.

- **Profilaxis posterior a la exposición**: se recomienda la administración de antirretrovíricos durante las 72 horas posteriores a la exposición al virus.

- **Reducción de daños** en consumidores de drogas inyectables: el riesgo disminuye si se emplea siempre material estéril y no se comparte con otras personas. Esto debe ir acompañado de programas de tratamiento de la dependencia.

CÓMO SE PRODUCE LA INFECCIÓN POR VIH

Este esquema muestra los pasos de la infección de una célula humana por el virus de inmunodeficiencia adquirida.

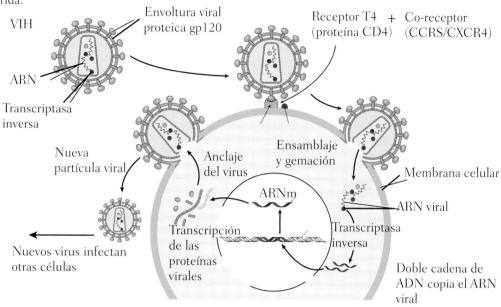

- **Transmisión del VIH de madre a hijo**: se ha demostrado que, sin prevención, del 15% al 45% de los bebés nacidos de madres VIH positivo son portadores del virus. La madre debe tomar antirretrovíricos durante la gestación y la lactancia.

EPIDEMIOLOGÍA

Las primeras alarmas sobre la aparición de una nueva enfermedad de agente desconocido saltaron en 1981 en Estados Unidos, cuando se diagnosticaron varios casos de pacientes afectados al mismo tiempo por un tipo de neumonía originada por *Pneumocystis carinii* y por el sarcoma de Kaposi, asociación muy poco habitual. También se daba la circunstancia de que la mayoría de los afectados eran hombres homosexuales activos, muchos de los cuales también padecían otras infecciones oportunistas.

Ese fue el punto de partida de la enfermedad y desde entonces, se ha convertido en la peor pandemia que ha afectado a la humanidad. La infección por VIH ya se ha cobrado más de 33 millones de vidas en todo el mundo, aunque las perspectivas van mejorando lentamente gracias a la prevención, el diagnóstico y el tratamiento eficaz.

SÍNDROME DE INMUNODEFICIENCIA ADQUIRIDA (SIDA)

TIPO DE AGENTE INFECCIOSO

GRUPO: Virus.

FAMILIA: *Retroviridae*.

GÉNERO: *Lentivirus*.

GENOMA: ARN lineal formado por una sola cadena.

ENFERMEDAD

SÍNTOMAS: dependen de la etapa de la infección.

TRANSMISIÓN: sanguínea, sexual y perinatal.

PREVENCIÓN Y TRATAMIENTO

VACUNA: no.

TRATAMIENTO: combinación de tres o más fármacos antirretrovirales.

DISTRIBUCIÓN

Mundial, aunque más de dos tercios de los casos se localizan en África subsahariana.

Infección por el virus del papiloma humano

Este tipo de infección vírica, de distribución mundial, cursa en muchos casos de forma subclínica, es decir, con síntomas leves o sin ellos. El problema radica en que, de los 100 tipos de virus que integran este grupo, 14 son agentes desencadenantes de cánceres de alto riesgo, como el de cuello uterino y, en menor medida, de cánceres de ano, pene, vagina, vulva y parte posterior de la garganta (orofaringe).

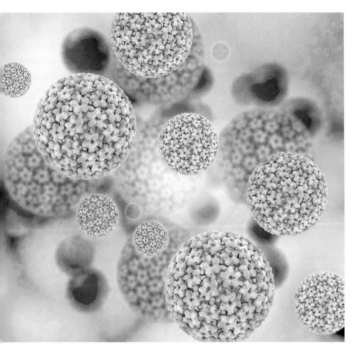

Ilustración 3D representando el virus del papiloma humano.

UN GRUPO DE DISTRIBUCIÓN MUNDIAL

De los 15 géneros que integran la familia de los papilomavirus, solo cinco infectan a los seres humanos, pero de esos cinco géneros, hay más de 150 tipos diferentes y todos se engloban en el grupo conocido como VPH. Estos virus son la causa más frecuente de infección vírica del aparato reproductor, tanto en mujeres como en hombres sexualmente activos, ocasionando infecciones recurrentes. Muchos de ellos no causan problemas graves y el proceso infeccioso remite, sin ningún tratamiento, después de unos meses o, como máximo, de un par de años. Pero en un pequeño porcentaje de casos, el virus persiste en el organismo y es el causante de cánceres genitales, especialmente de cuello uterino.

Los tipos más comunes entre los clasificados como de alto riesgo (carcinogénicos) son el VPH-16 y VPH-18; además de responsables de la mayoría de los cánceres de cuello uterino, también provocan cáncer de pene y de ano, y carcinomas orofaríngeos. Los tipos 31, 33, 45, 52 y 58 también son oncogénicos, pero menos habituales.

Los tipos no oncógenos del grupo de los VPH pueden provocar verrugas genitales y papilomatosis respiratoria. Esta enfermedad se caracteriza por la aparición de tumores en las vías respiratorias que van desde la nariz y la boca hasta los pulmones y, aunque raramente es mortal, el número de recidivas, o repeticiones de la enfermedad poco después de superar la convalecencia, puede ser muy elevado.

CICLO DE VIDA DEL VIRUS

Infecta las células de la epidermis, (la capa más superficial de la piel), aprovechando cualquier pequeña abrasión o corte para penetrar y llegar hasta la capa de células basales no diferenciadas. Una vez en el interior celular, el genoma del virus se replica hasta producir entre 50 y 100 copias por célula, utilizando los recursos de la propia célula, y vuelve a replicarse cada vez que dicha célula completa su ciclo. Cuando esa célula basal se divide, las copias del genoma del virus se reparten a partes iguales entre las células hijas.

Al cabo del tiempo, esas células basales no diferenciadas migran hacia la superficie del epitelio para especializarse y convertirse en queratinocitos y es entonces cuando tiene lugar una replicación «explosiva» del virus. Estos virus hijos se liberan al descamarse las células muertas de la capa más externa del epitelio. Así se cierra el ciclo viral.

TRANSMISIÓN DE LOS VPH

El contagio se produce por vía sexual, aunque no es necesario que exista una relación sexual completa, basta con que se produzca un contacto directo piel

ESTRUCTURA DEL VPH

Son virus muy pequeños y con forma de icosaedro, formados por 72 capsómeros, cada uno de ellos con cinco moléculas de la proteína L1. Las diferencias entre los distintos tipos de virus se basan en la composición de aminoácidos de esa proteína y son ellos los que determinan que el virus sea más o menos peligroso.

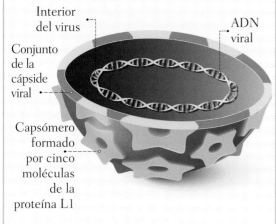

Interior del virus

ADN viral

Conjunto de la cápside viral

Capsómero formado por cinco moléculas de la proteína L1

con piel de la zona genital con otra que presente alguna lesión y allí aprovecha el virus para penetrar en el organismo. El sexo anal y el oral también son posibles vías de transmisión.

CUADRO CLÍNICO

Se calcula que el 90% de las personas sufrirá una infección por VPH poco después del inicio de su vida sexual, aunque en la mayoría de los casos, la infección es asintomática y el propio sistema inmune es capaz de eliminarla sin tratamiento. En otros casos, la infección se manifestará en forma de verrugas:

- **Verrugas comunes**. Bultos ásperos, en las manos y los dedos, los codos o las rodillas. A veces son dolorosas, pero no suelen asociarse a procesos cancerígenos.

- **Verrugas plantares**. De aspecto duro y granuloso. Aparecen en la parte anterior de la planta del pie o en el talón y causan dolor al caminar.

- **Verrugas planas**. Lesiones que no suelen sobresalir de la piel. Se localizan en cualquier parte del cuerpo, siendo más comunes en las piernas en el

caso de las mujeres, en la zona de la barba en los hombres y en la cara en los niños.

- **Verrugas genitales**. Lesiones planas, pequeñas protuberancias en forma de tallo o algo abultadas y con aspecto bulboso. En las mujeres se muestran principalmente en la vulva, pero también en la vagina, en el cuello uterino o cerca del ano. En los hombres, aparecen en el pene, el escroto o alrededor del ano. Suelen causar escozor o sensibilidad.

Solo en algunos casos, la infección desemboca en un proceso canceroso, generalmente en un cáncer de cuello uterino, que puede tardar 20 años o más en aparecer, durante los que no se produce ningún síntoma de alerta.

En los estadios iniciales de este tipo de cáncer, a veces hay algunos síntomas leves, como sangrado ligero entre los periodos, sangrado tras el coito o un aumento del flujo vaginal, que en ciertos casos es maloliente. A medida que el cáncer progresa, aparecen síntomas más graves, como pérdida de peso y de apetito, cansancio, dolores persistentes de espalda, piernas o pelvis, tumefacción de las piernas y molestias vaginales.

FACTORES DE RIESGO

Primero es el tipo de virus que provoque la infección; en general, los tipos 16 y 18 son los causantes del 70% de las lesiones precancerosas y los cánceres de cuello de útero. En segundo lugar, el estado del sistema inmunológico de la persona infectada. Si está debilitado, la progresión de una lesión precancerosa a un cáncer es mucho más rápida. También entraña un riesgo la infección simultánea con clamidias, gonococos o virus del herpes simple. Por último, una edad demasiado temprana en el momento del primer parto, un número elevado de hijos, numerosas parejas sexuales o el tabaquismo son otros factores de riesgo.

DIAGNÓSTICO Y TRATAMIENTO

La infección se puede diagnosticar mediante el examen de las verrugas, pero si no se aprecian bien resulta aconsejable realizar la prueba de Papanicolau, que consiste en tomar una muestra de las células del cuello uterino o de la vagina y analizarla en el laboratorio; ese examen puede revelar lesiones precancerosas. También es posible realizar una prueba de ADN en esas células para identificar los tipos de VPH que conllevan mayor potencial cancerígeno.

PROCESO DE INFECCIÓN DEL VIRUS DEL PAPILOMA HUMANO

Las células del huésped que han resultado dañadas durante este proceso, se convierten al cabo del tiempo en potencialmente cancerosas. El proceso completo transcurre como muestra la imagen.

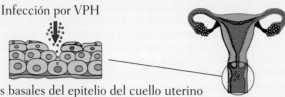

Infección por VPH

Infección de las células basales del epitelio del cuello uterino

SEMANAS

El ADN viral integrado en el ADN de las células tumorales.
El 0,8 % desarrolla cáncer.

Replicación del virus

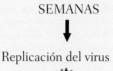

VPH en las células basales del epitelio

10-30 AÑOS

Cáncer invasivo

El tratamiento, en caso de verrugas no cancerosas, se realiza con productos farmacéuticos o pueden eliminarse mediante procedimientos quirúrgicos. Si se aprecian lesiones o células anormales en el cuello del útero, se recomienda la crioterapia para destruir el tejido dañado y, cuando ya hay signos de cáncer, habrá que optar por la cirugía, la radioterapia o la quimioterapia.

VACUNACIÓN Y PREVENCIÓN
Actualmente hay tres vacunas disponibles, seguras y eficaces contra los tipos 16 y 18 de los PVH, que son los más peligrosos. Además, una de ellas también confiere protección, aunque no total, contra otros tipos de PVH menos frecuentes, pero también oncógenos, y dos de ellas contra los tipos 6 y 11.

La OMS recomienda la vacunación de todas las niñas entre los nueve y los 14 años, antes de iniciar la actividad sexual. También es aconsejable que se administre a los niños.

Otra medida preventiva está dirigida a mujeres mayores de 30 años son las consultas periódicas para la detección de los PVH de alto riesgo y la detección y el tratamiento de las lesiones precancerosas. Estas pruebas deben realizarse cada tres o cinco años. Las mujeres mayores de 65 años pueden dejar de someterse a estas pruebas si se han obtenido resultados normales en tres ocasiones seguidas.

SITUACIÓN EPIDEMIOLÓGICA
El cáncer de cuello uterino es el cuarto más frecuente entre las mujeres de todo el mundo. Cada año se diagnostican más de medio millón de casos, de los que casi 300 000 acaban con la muerte de la paciente.

VIRUS DEL PAPILOMA HUMANO

TIPO DE AGENTE INFECCIOSO
GRUPO: Virus.

FAMILIA: *Papillomaviridae*.

GENOMA: ADN formado por una doble cadena.

ENFERMEDAD
SÍNTOMAS: dependen de la etapa de la infección.

TRANSMISIÓN: sexual.

PREVENCIÓN Y TRATAMIENTO
VACUNA: sí.

TRATAMIENTO: no curativo de la infección, solo de los síntomas.

DISTRIBUCIÓN
Mundial.

Fiebre del Nilo occidental

Las aves y los mosquitos están implicados, como reservorios y transmisores respectivamente, en esta gravísima infección vírica que afecta al sistema nervioso y puede ocasionar la muerte. Aunque en un principio el agente patógeno solo se hallaba en la zona subsahariana del continente africano, en los últimos 50 años se han registrado casos de infección en muchos países de todo el mundo.

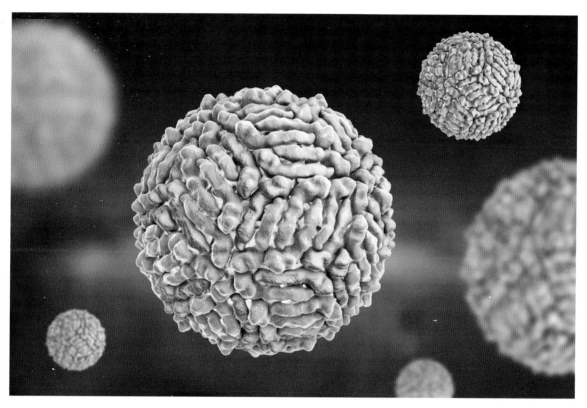

Ilustración 3D del virus del Nilo occidental, que en la actualidad se encuentra habitualmente en África, Europa, América del Norte, Oriente Medio y Asia occidental.

UN VIRUS PATÓGENO

El virus de la fiebre del Nilo es un virus ARN con el genoma encerrado en una nucleocápside de forma icosaédrica y de naturaleza lipoproteica. Existen dos líneas del virus; una es la responsable de los brotes de la enfermedad que se producen en el norte de África, Europa, América del Norte, Asia occidental y Australia y la otra, de los originados en las zonas centro y sur del continente africano.

Se aisló por primera vez en 1937, en una mujer infectada en Uganda, en el distrito del Nilo Occidental, de donde recibe el nombre. En 1953, se aisló en cuervos y palomas del delta del Nilo. Y es que su reservorio natural son las aves. En 1997, una cepa más virulenta ocasionó la muerte de numerosas aves americanas pertenecientes, sobre todo, a la familia de los cuervos (*Corvidae*), aunque se ha detectado en más de 250 especies diferentes; las aves afectadas presentan signos de encefalitis y parálisis. Se ha observado que el virus se replica con mayor rapidez en las aves cuando las temperaturas son elevadas.

LA TRANSMISIÓN

El virus se transmite al ser humano y a los animales de sangre caliente (mamíferos) a través de las pica-

CICLO DE TRANSMISIÓN

Ciclo completo de transmisión del virus del Nilo occidental, con los reservorios naturales (aves), vectores (mosquitos) y huéspedes finales (seres humanos y mamíferos).

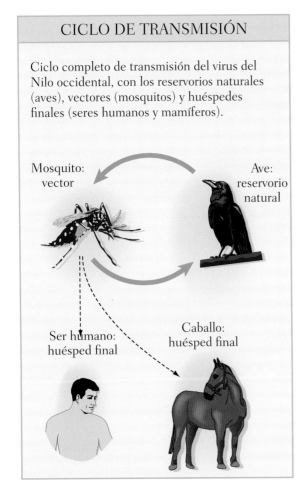

Mosquito: vector

Ave: reservorio natural

Ser humano: huésped final

Caballo: huésped final

ha confirmado ningún caso de transmisión persona a persona por contacto directo.

SÍNTOMAS DE LA INFECCIÓN

Tras un periodo de incubación que suele durar entre tres y 14 días, el 80 % de los infectados se muestran asintomáticos y no manifiestan ningún cuadro clínico. En el 20 % restante, la infección comienza con un episodio de fiebre, dolor de cabeza y corporal, cansancio, naúseas, vómitos y, a veces, la aparición de una erupción cutánea en el tronco e inflamación de los ganglios linfáticos. La mayoría de las personas se recuperan completamente, aunque el cansancio puede persistir durante un largo periodo.

Si la afección se agrava, da lugar a una enfermedad neuroinvasora, como la encefalitis o meningitis del Nilo occidental y la poliomielitis del Nilo occidental, que cursa con fiebre elevada, dolores de cabeza y rigidez de nuca, desorientación, estado de estupor (falta de reacción larga y profunda), temblores, convulsiones, debilidad muscular, parálisis y coma. Una de cada 150 personas infectadas desarrolla esta forma más grave de la infección y de ellas, el 10 % fallece.

DIAGNÓSTICO Y TRATAMIENTO

Se puede diagnosticar a través de diversas pruebas de laboratorio, como la medida de anticuerpos en dos muestras de sangre extraídas con un intervalo de una semana de diferencia, el aislamiento del virus en un cultivo celular o la detección de su presencia por medio de una prueba PCR. El tratamiento solo se basa en medidas paliativas y de sostén, como hospitalización, administración de líquidos por vía intravenosa y apoyo respiratorio.

LA PREVENCIÓN

No existe vacuna para prevenir la enfermedad en humanos, aunque sí la hay para la afección equina. Como medidas preventivas podemos citar:

• **Control de los mosquitos**. Aplicación de productos químicos, lucha biológica y gestión de los recursos hídricos.

• **Reducción del riesgo de infección**. Evitar las picaduras con medidas de protección individual y comunitaria, (repelentes, mosquiteros). Como segunda medida, será imprescindible utilizar guantes y ropa protectora en los mataderos y siempre que se mani-

duras de mosquitos infectados, que han contraído el patógeno tras picar a aves que lo llevan en su sangre. El mosquito mantiene el virus en sus glándulas salivales y lo inyecta con la picadura al ser humano o a los animales, que son sus hospedadores finales y en los que el patógeno se multiplica y propaga la infección. Especialmente vulnerables a esa infección son los caballos, en los que provoca una enfermedad muy grave. Los mosquitos- vector pertenecen a la especie *Culex pipiens*, denominada mosquito común o trompetero. El virus se mantiene en las poblaciones de este insecto a través de la transmisión de los individuos adultos a los huevos.

La transmisión del virus de la fiebre del Nilo también se puede producir por contacto con animales infectados, su sangre u otros tejidos. Se han descrito pocos casos de transmisión en seres humanos por la leche materna o tras la realización de un trasplante de órganos o una transfusión sanguínea y solo uno de transmisión placentaria de madre a hijo. Por ahora, no se

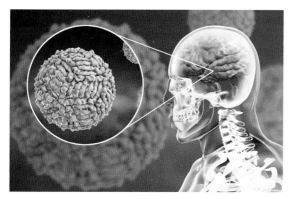

Si el virus entra en el cerebro produce una infección que puede ser mortal. Causa inflamación del cerebro (encefalitis) o inflamación del tejido nervioso que rodea el cerebro y la médula espinal (meningitis).

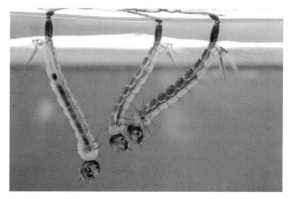

Las larvas de los mosquitos permanecen bajo el agua hasta que completan su desarrollo y se convierten en insectos adultos. Para reducir la transmisión hay que evitar los embolsamientos de agua estancada.

pule algún animal enfermo o sus tejidos. Por último, cuando se produzcan brotes epidémicos en alguna zona, convendrá restringir las donaciones de sangre y de órganos y realizar las pruebas de laboratorio necesarias para asegurar su estado libre de infección.

- **Planes de vigilancia de sanidad animal**. Vigilancia activa de los animales, especialmente aves y caballos, para localizar rápidamente las infecciones que se produzcan en ellos y evitar que pasen a las personas.

- **Prevención en entornos sanitarios**. El personal que manipula muestras provenientes de personas o animales presuntamente infectados debe protegerse adecuadamente.

EPIDEMIOLOGÍA

Uno de los brotes epidémicos más graves y peligrosos se inició en Estados Unidos en 1999 y se prolongó hasta 2010. Comenzó en Nueva York a partir de una cepa del virus que circula habitualmente por el norte de África y se propagó por todo el territorio continental del país, extendiéndose hasta Canadá por el norte y Venezuela hacia el sur. Recientemente se ha detectado también en el Caribe y Argentina.

Además de ese brote, también se han registrado epidemias de considerable magnitud en Rusia, Grecia e Israel. La vigilancia se debe extremar en todos los países que se encuentran en las rutas migratorias de las aves, ya que pueden diseminar el virus hasta zonas muy alejadas geográficamente.

FIEBRE DEL NILO

TIPO DE AGENTE INFECCIOSO
GRUPO: Virus.

FAMILIA: *Flaviviridae*.

GÉNERO: *Flavivirus*.

GENOMA: ARN lineal formado por una sola cadena compuesta por unos 12 000 nucleótidos que codifican 10 proteínas.

ENFERMEDAD
SÍNTOMAS: asintomática en el 80 % de los casos; en el resto, fiebre, dolor de cabeza y corporal, cansancio, naúseas, vómitos y, a veces, erupción cutánea en el tronco e inflamación de los ganglios linfáticos; en infecciones graves, fiebre elevada, dolores de cabeza y rigidez de nuca, desorientación, estupor, temblores, convulsiones, debilidad muscular, parálisis y coma.

TRANSMISIÓN: por picadura de mosquito y contacto directo con órganos o sangre de animales infectados.

PREVENCIÓN Y TRATAMIENTO
VACUNA: no.

TRATAMIENTO: solo de apoyo.

DISTRIBUCIÓN
África, Europa, América, suroeste de Asia y Australia.

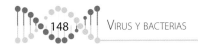

Fiebre chikungunya

Esta enfermedad vírica presenta algunos signos clínicos bastante similares a los producidos por el dengue y el zika, por lo que a veces resulta muy difícil diferenciarla en las zonas donde todas ellas se producen con bastante frecuencia. Esa dificultad para su diagnosis impide disponer de una estimación real de los casos que se producen anualmente en todo el mundo.

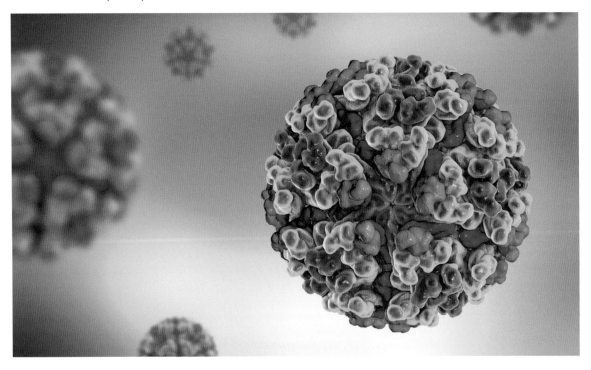

Representación del virus chikungunya (CHIK). La palabra «chikungunya» viene del makonde, una lengua hablada en el sureste de Tanzania y norte de Mozambique, y significa «postura retorcida», haciendo referencia al aspecto encorvado que muestran los afectados debido a los fuertes dolores articulares que produce la infección.

UN VIRUS «RECIENTE»

La primera descripción de un brote producido por este virus se produjo en 1952, en el sur de Tanzania. Hasta el año 2000, solo se contabilizaron brotes ocasionales en diferentes partes de África y Asia, pero desde el 2004, la velocidad de propagación aumentó de forma exponencial y en la actualidad es posible detectar el virus en más de 60 países de África, Asia, Europa y América.

Igual que otras enfermedades similares, como el dengue y el zika, la del chikungunya se transmite a los seres humanos por la picadura de mosquitos del género *Aedes*, especialmente de las especies *A. aegypti* y *A. albopictus* (mosquito tigre). La primera de ellas vive solamente en zonas tropicales y subtropicales, mientras que a la segunda también se la puede encontrar en zonas templadas o templadas-frías. Precisamente ha sido esta última la que se ha extendido por Europa y América. Ambas suelen picar durante las horas diurnas, con mayor incidencia a primera hora de la mañana y al atardecer, y en ambientes al aire libre, aunque *A. aegypti* también lo puede hacer en interiores. Además de esas dos especies, que son las transmisoras más frecuentes de la fiebre chikungunya, en el continente africano hay otras dos que están relacionadas con algunos de los brotes que se producen: *A. luteocephalus* y *A. furcifer-taylori*.

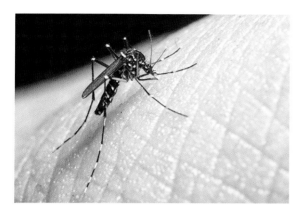

El mosquito tigre (*A. albopictus*) cría en cualquier acumulación de agua, ya sea en depósitos naturales, como huecos de árboles o rocas, o artificiales, como pueden ser los platos colocados bajo las macetas o los neumáticos abandonados. La especie A. *aegypti* lo hace, además, en el interior de las viviendas.

En cuanto a los reservorios naturales del virus, siempre se ha considerado que son los primates y los seres humanos, aunque últimamente se ha comprobado que también pueden asumir esa función algunos pequeños mamíferos y las aves; esto explicaría la reaparición de la infección vírica en los seres humanos después de un periodo en el que ha permanecido inactiva.

MECANISMO DE TRANSMISIÓN

El mosquito, al picar a una persona infectada con el virus, adquiere el patógeno, que se replica en el intestino medio del insecto. Desde allí se extiende a todo el organismo, incluidas las glándulas salivales. Cuando ese mosquito infectado pica a otra persona, le inyecta el virus, que vuelve a replicarse en su nuevo huésped y le produce la infección.

Aunque este ciclo de transmisión es igual que el de otros virus cuyos vectores también son los mosquitos, se ha comprobado que en el caso del chikungunya esa transmisión se produce con mucha mayor rapidez; así, el virus ya se detecta en la saliva del mosquito tan solo dos o tres días después de haberse contaminado, lo que significa que en menos de una semana se completaría el ciclo de transmisión ser humano-mosquito-ser humano. Además, parece que un mosquito infectado puede transmitir el virus durante todo su periodo de vida.

Para reducir la transmisión de la enfermedad, es muy importante que las personas que ya la han contraído adopten medidas preventivas especiales para evitar nuevas picaduras de mosquito durante la primera semana de infección, ya que es durante ese periodo de tiempo cuando el virus circula en mayor cantidad por la sangre del enfermo y, con la picadura, sería ingerido por otros mosquitos que, a su vez, se convertirían en nuevos transmisores.

CUADRO CLÍNICO

Los primeros signos de infección se suelen evidenciar en cuatro u ocho días tras la picadura del mosquito, aunque ese intervalo puede oscilar entre dos y 12 días. El primer síntoma es una subida brusca de la fiebre, que puede llegar a alcanzar los 40 °C, seguida a los pocos días de una erupción cutánea y acompañada de intensos dolores articulares, a veces con inflamación. El dolor articular puede llegar a ser debilitante, provocando en ocasiones rigidez en las articulaciones afectadas, especialmente brazos y piernas.

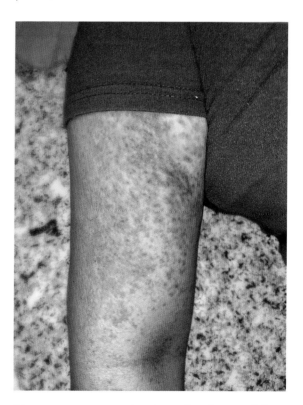

Erupción cutánea producida por la infección del virus chikungunya. La mayoría de los pacientes se recuperan completamente de la enfermedad y es probable que queden inmunizados de por vida.

También suelen presentarse otros síntomas, como dolores musculares, cansancio, dolor de cabeza y náuseas. En la mayoría de los casos, estos síntomas suelen ser leves y desaparecen en pocos días, incluso hay casos asintomáticos. Pero en otros, la infección por el virus puede ocasionar una enfermedad aguda o crónica, con graves molestias que se pueden prolongar durante semanas, meses o años.

Son muy raros los casos en los que la enfermedad pone en riesgo la vida del paciente y tampoco son habituales las complicaciones graves, aunque en alguna ocasión se han descrito molestias gastrointestinales y complicaciones oculares, cardiacas y neurológicas. Lo que sí se ha probado es que puede ser un factor de riesgo para personas mayores que ya padezcan otras patologías.

DIAGNÓSTICO Y TRATAMIENTO

El principal problema para el diagnóstico es que los síntomas del chikungunya son similares a los de otras enfermedades producidas por virus del mismo grupo (arbovirus), especialmente al dengue, con el que a veces se confunde en las zonas donde ambas enfermedades son habituales.

Para confirmar el diagnóstico, las pruebas más comunes son las serológicas, en las que se detecta la presencia de dos anticuerpos contra el virus (IgM e IgG) en una muestra de sangre. Durante los primeros días de la infección también se pueden emplear métodos virológicos para aislar el propio virus en la sangre.

No existe ningún tratamiento específico para la fiebre chikungunya, únicamente se puede recurrir a métodos para aliviar los síntomas, como antipiréticos y analgésicos para bajar la fiebre y calmar el dolor articular, además de reposo y una buena hidratación. Es muy importante no administrar ácido acetilsalicílico ni antinflamatorios no esteroideos hasta que no se haya descartado por completo la posibilidad de que sea dengue, ya que esos fármacos podrían aumentar el riesgo de hemorragia.

MEDIDAS DE PREVENCIÓN

A finales del año 2020, aún no se ha comercializado ninguna vacuna para proteger contra la infección por este virus, aunque hay varias que se encuentran en diferentes fases de experimentación. Por eso, lo único que se puede hacer es adoptar medidas preventivas para evitar las picaduras de los mosquitos. Algunas de ellas ya se han mencionado: usar ropa que cubra bien el cuerpo, rociar la piel y la ropa con repelentes (deben contener DEET, IR3535 o icaridina), instalar mosquiteros tratados con insecticidas en las ventanas y también en las camas, especialmente de los niños y las personas mayores, ya que es más frecuente que ellos duerman durante el día. También hay que rociar con insecticida la vivienda, el entorno exterior y los depósitos de agua al aire libre.

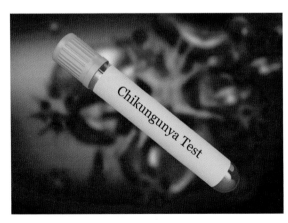

Para las pruebas de detección de anticuerpos hay que tener en cuenta que las concentraciones más altas de IgM se alcanzan entre tres y cinco semanas después de la aparición de los síntomas y persisten alrededor de dos meses.

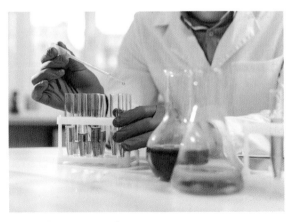

En los laboratorios de prestigiosas instituciones científicas, como el Instituto Pasteur, se continúa trabajando sobre la transmisión del virus chikungunya por los mosquitos *Aedes* para hallar nuevas formas de control y prevención.

Estas medidas de carácter particular deben complementarse con las adoptadas por las autoridades sanitarias para fumigar sectores más amplios y eliminar los depósitos de agua naturales y artificiales que son los sustratos de cría de los mosquitos.

EPIDEMIOLOGÍA

Tras el descubrimiento del virus, el primer brote epidémico importante se produjo en Kenia en el año 2004. Su virulencia fue de tal magnitud que en poco tiempo se extendió por zonas cercanas del océano Índico, dejando un total de medio millón de casos, aproximadamente, en dos años. Solo en la isla Reunión, se infectó más de un tercio de la población. Desde el Índico, el brote llegó a la India, donde persistió varios años y afectó a 1,5 millones de personas, continuando su expansión a Indonesia, Maldivas, Sri Lanka, Tailandia y Myanmar.

El primer brote europeo tuvo lugar en 2007, en el noreste de Italia, donde se registraron casi 200 casos en los que el vector fue el mosquito *A. albopictus*. En 2010 volvió a identificarse otro brote en isla Reunión y Asia sudoriental, y desde allí, debido al turismo y los viajes, se extendió de nuevo por Europa y alcanzó Estados Unidos.

En 2013 se notificó en el continente americano el primer brote no importado. Comenzó con dos casos en la isla de San Martín, en el Caribe, y rápidamente se extendió por toda la zona. En ese mismo año se volvieron a registrar más casos en Europa, especialmente en Francia, Reino Unido y Alemania, aunque fue más grave el brote que se inició al año siguiente, en 2014, con casi 1 500 casos concentrados en su mayoría en Francia y Reino Unido, igual que en el año anterior. A finales de 2014 se registró el primer brote importante en las islas del Pacífico (Polinesia francesa, Kiribati, Samoa, islas Marshall e islas Cook).

Desde entonces, se han seguido registrando brotes de fiebre chikungunya en África (Senegal, Kenia, Somalia, Sudán, Chad), Asia (India, Pakistán, Camboya, Yemen), América (Colombia, Brasil, Bolivia, Argentina, Caribe). Solo en Europa descendió significativamente el número de casos, excepto en 2017, cuando en Italia se notificaron casi la mitad de todos los casos mundiales registrados.

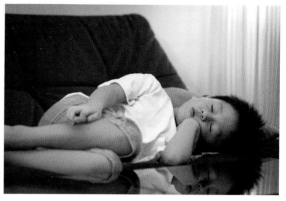

En los últimos años, Asia y América han sido los continentes más afectados por la fiebre chikungunya. Por ejemplo, desde 2013, en América se ha informado de cerca de 1,7 millones de casos sospechosos.

Como la dispersión del virus parece que no se ha frenado, la Organización Mundial de la Salud anima a los países a crear y mantener la capacidad para detectar y confirmar los casos, atender a los pacientes y poner en práctica estrategias de comunicación social a fin de reducir la presencia de los mosquitos vectores.

FIEBRE CHIKUNGUNYA

TIPO DE AGENTE INFECCIOSO

GRUPO: Virus.

FAMILIA: *Togaviridae*.

GÉNERO: *Alphavirus*.

GENOMA: ARN lineal formado por una sola cadena.

ENFERMEDAD

SÍNTOMAS: fiebre elevada, dolor articular intenso, a veces con inflamación; también dolores musculares y de cabeza, cansancio, naúseas y erupción cutánea.

TRANSMISIÓN: por picadura de mosquitos *Aedes*.

PREVENCIÓN Y TRATAMIENTO

VACUNA: no.

TRATAMIENTO: solo sintomático.

DISTRIBUCIÓN

Sobre todo, África, Asia y subcontinente indio.

Síndromes respiratorios por coronavirus

Los coronavirus son una gran familia de virus que pueden causar enfermedades humanas que van desde el resfriado común hasta el síndrome respiratorio agudo severo. De esta familia, hay tres tipos que causan infecciones muy graves en los seres humanos y son los responsables de las peores pandemias de neumonía registradas hasta ahora: el SARS-CoV, identificado en 2003 y responsable de un síndrome respiratorio agudo grave (SARS); el MERS-CoV, identificado en 2012 y causante del síndrome respiratorio de Oriente Medio (MERS); y el más reciente, el SARS-CoV-2, identificado a finales de 2019 y agente productor de la pandemia global de COVID-19.

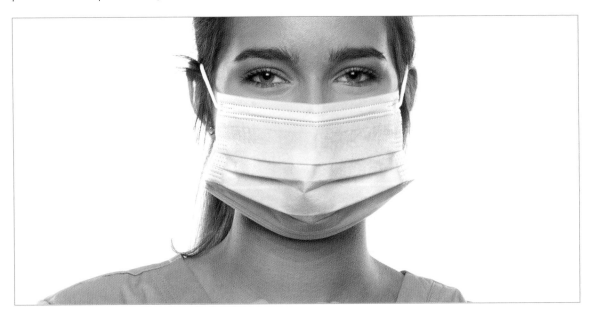

Al ser virus respiratorios, la mejor medida de prevención es el uso de mascarilla, la distancia social y el lavado de manos.

EL GRUPO DE LOS CORONAVIRUS

En esta categoría se incluyen alrededor de 40 géneros de virus que infectan tanto a aves como a mamíferos, produciéndoles enfermedades respiratorias o digestivas. De todos ellos, hasta ahora se han registrado siete cepas relacionadas con afecciones respiratorias en los seres humanos; cuatro de ellas producen una infección de carácter leve, pero las otras tres están relacionadas con algunas de las peores pandemias sufridas en los últimos 20 años en todo el mundo.

Cuando cualquiera de las especies de coronavirus entra en una célula, se desprende de su envoltura exterior y libera su ARN en el citoplasma celular. Utilizando las estructuras y los orgánulos de la célula huésped, el genoma viral se replica y se forman nue-vas partículas virales que finalmente son liberadas al exterior de la célula para continuar con su diseminación por el organismo. Los coronavirus que infectan a los seres humanos se localizan en las vías respiratorias superiores, generando una respuesta inmunitaria bastante débil. En general, son virus con una gran capacidad de mutación, lo que favorece la aparición de nuevas cepas.

SÍNDROME RESPIRATORIO AGUDO GRAVE (SARS)

A finales de 2002, en la provincia china de Guangdong, se reportó el primer caso de infección por un nuevo coronavirus respiratorio, SARS-CoV, que se extendió rápidamente a 30 países de todo el mundo, afectó a unas 8000 personas y dejó cerca de 800 muertos. Desde 2004 no se ha vuelto a reportar ningún caso nuevo, pero no se puede considerar erradicada, ya que el virus persiste en sus reservorios naturales.

ESTRUCTURA DE UN CORONAVIRUS TIPO

Los coronavirus tienen forma redondeada, con una envoltura compuesta por dos glicoproteínas, S y M. La primera se sitúa en la parte exterior de la envoltura y es la responsable de las características proyecciones en forma de mazo de estos virus. La segunda forma la parte interna de la envoltura. La nucleocápside que rodea el genoma (ARN) está compuesta por la fosfoproteína N.

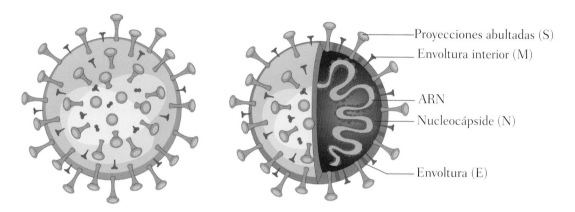

- Proyecciones abultadas (S)
- Envoltura interior (M)
- ARN
- Nucleocápside (N)
- Envoltura (E)

TRANSMISIÓN

Se cree que el primer contagio a los seres humanos pudo producirse a partir de las civetas vivas que se vendían como alimento en muchos mercados y que ellas se infectaron a través de los murciélagos, que son reservorios naturales habituales de los coronavirus, aunque no está completamente probado. Entre los seres humanos, la transmisión es por contacto directo con una persona infectada o por inhalación de las gotitas respiratorias expulsadas con la tos.

SINTOMATOLOGÍA

Los síntomas que causa la infección por SARS-CoV son similares a los de otras infecciones respiratorias de carácter vírico, pero de mucha mayor gravedad. Comienzan con fiebre superior a 38 °C, escalofríos, dolor de cabeza y muscular, apareciendo después una tos seca y, en ocasiones, dificultad para respirar. Habitualmente, estos síntomas remiten en una o dos semanas, aunque algunos casos desembocan en una dificultad respiratoria grave y el 10% concluyen con la muerte.

DIAGNÓSTICO Y TRATAMIENTO

El diagnóstico se realiza con una primera evaluación médica de los síntomas y posteriores pruebas para identificar el virus. Solo se sospecha que puede tratarse de SARS cuando la persona que muestre los

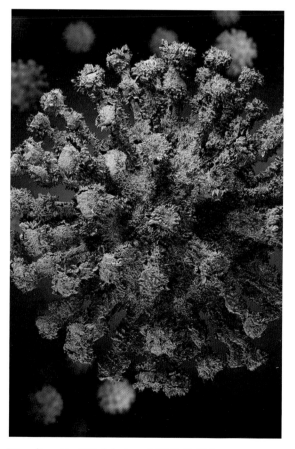

Visualización 3D del virus SARS-CoV-2, causante de la COVID-19.

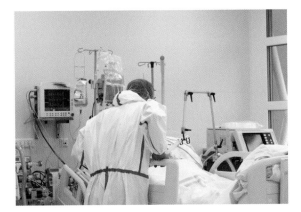

En el primer y único brote de SARS que se ha producido en el mundo, el aislamiento de los pacientes infectados y el empleo de equipos de protección completa por el personal sanitario fue de gran ayuda para impedir la transmisión del virus.

síntomas haya estado en contacto con un infectado y, además, tenga fiebre y tos o dificultad para respirar.

La primera medida a adoptar es aislar al infectado en una habitación hospitalaria que disponga de un sistema de ventilación que limite la propagación de microorganismos en el aire. Las personas con síntomas leves no necesitan tratamiento específico, pero si se produce dificultad respiratoria será necesaria la administración de oxígeno. Los casos más graves pueden requerir ventilación mecánica.

SÍNDROME RESPIRATORIO DE ORIENTE MEDIO (MERS)

El coronavirus MERS, muy similar al SARS, se identificó por primera vez en Jordania y Arabia Saudita en 2012, extendiéndose después por numerosos países y dando lugar a una pandemia que, a lo largo de 2019, ya había dejado más de 2500 casos confirmados y, al menos, 850 muertos. Además de los países de Oriente Medio, otros también se vieron muy afectados, como Francia, Alemania, Reino Unido e Italia, en Europa, y toda la zona del norte de África. En 2014 se notificaron dos casos en Estados Unidos, ambos en profesionales sanitarios que habían regresado del Golfo Pérsico, y en 2015 el brote alcanzó Corea del Sur, donde en dos meses dejó más de 180 casos y casi 40 fallecidos.

TRANSMISIÓN

Se desconoce cómo saltó el virus a los seres humanos, aunque según datos recogidos en algunos paí-

---

SARS-COV

TIPO DE AGENTE INFECCIOSO

GRUPO: Virus.

FAMILIA: *Coronaviridae*.

GÉNERO: *Betacoronavirus*.

GENOMA: ARN lineal formado por una sola cadena.

ENFERMEDAD

SÍNTOMAS: fiebre, escalofríos, dolor de cabeza y muscular, tos seca y, en ocasiones, dificultad para respirar.

TRANSMISIÓN: contacto directo con infectados o por inhalación de las gotitas respiratorias expulsadas con la tos o el estornudo.

PREVENCIÓN Y TRATAMIENTO

VACUNA: no.

TRATAMIENTO: Tratamiento: solo sintomático.

DISTRIBUCIÓN

Sin casos desde 2004.

---

ses, como Arabia Saudita, Egipto y Omán, parece que los dromedarios son los reservorios naturales del virus y que la transmisión se produce por contacto directo o indirecto con ellos. También se está investigando la posibilidad de que existan otros reservorios animales, como cabras, ovejas, cerdos, búfalos y aves, aún sin evidencia. La transmisión de persona a persona no es muy habitual; parece que solo se produce por contacto íntimo y estrecho con una persona infectada o por inhalación de las gotitas respiratorias expulsadas con la tos y el estornudo, o por aerosoles.

SINTOMATOLOGÍA

Suele manifestarse pasados unos cinco días del contacto con el virus, aunque ese intervalo puede variar entre dos y 14 días. La mayoría de los infectados presentan fiebre, escalofríos, dolores musculares y tos, y en casi un tercio de los casos, también aparecen diarrea, vómitos y dolor abdominal. Es en el momento de aparición de esos síntomas cuando comienza el peligro de contagio.

También se ha comprobado que la infección ataca con mayor virulencia a los hombres que a las mujeres

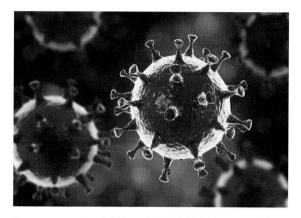

Representación del virus MERS-CoV, responsable del síndrome respiratorio de Oriente Medio.

y suele desarrollar procesos más graves en personas de edad avanzada y en aquellas que padecen otros trastornos crónicos, como diabetes o enfermedades crónicas del corazón o los riñones. La infección resulta mortal en un tercio de las personas infectadas, pero se manifiesta con síntomas leves o asintomática en el 21 % de los casos. Todavía se está investigando el papel de las infecciones asintomáticas en el proceso de transmisión del virus.

DIAGNÓSTICO Y TRATAMIENTO

El diagnóstico se realiza a partir del análisis virológico de fluidos tomados de varios lugares de las vías respiratorias y en diferentes momentos, que tienen que confirmar la presencia del virus en ellos. También pueden llevarse a cabo análisis de sangre para detectar el virus o los anticuerpos que forma el organismo contra el agente invasor. Esta analítica sanguínea también deben realizarla todos aquellos que hayan estado en contacto cercano con un infectado de MERS.

Ante la aparición de alguno de los síntomas, aunque sean leves, se debe sospechar que se trata de un caso de MERS si:

- En las dos primeras semanas desde el comienzo de los síntomas, la persona ha viajado o reside en una zona con elevada prevalencia de esa infección respiratoria.

- Ha estado en contacto con un infectado o ha tenido contacto con algún centro médico en el que haya pacientes de MERS; la mayoría de los casos de transmisión de persona a persona han ocurrido entre profesionales de la salud que atendían a personas infectadas.

- Evitar el contacto con cualquier animal en el que se haya confirmado la infección por MERS-CoV.

Igual que se indicaba en el caso de la infección por SARS-CoV, para el MERS tampoco existe ni vacuna ni un tratamiento específico; únicamente se puede recurrir a fármacos que alivien los síntomas, como son el paracetamol o los antiinflamatorios no esteroideos, que reducen la fiebre y calman los dolores musculares. También es importante aislar a la persona infectada en una habitación hospitalaria con un sistema de ventilación que limite la propagación aérea de microorganismos. Además, las puertas de la habitación deben mantenerse cerradas, hay que restringir las visitas y cualquiera que entre en la habitación, incluido el personal sanitario, debe utilizar equipos de protección personal, como mascarillas especiales, protección ocular, bata, gorro y guantes.

MERS-COV

TIPO DE AGENTE INFECCIOSO

GRUPO: Virus.

FAMILIA: *Coronaviridae.*
GÉNERO: *Betacoronavirus.*

GENOMA: ARN lineal formado por una sola cadena.

ENFERMEDAD

SÍNTOMAS: fiebre, escalofríos, dolores musculares y tos, y en casi un tercio de los casos, también diarrea, vómitos y dolor abdominal.

TRANSMISIÓN: contacto directo con infectados o por inhalación de las gotitas respiratorias expulsadas con la tos o el estornudo, o por aerosoles.

PREVENCIÓN Y TRATAMIENTO

VACUNA: no

TRATAMIENTO: solo sintomático.

DISTRIBUCIÓN

Principalmente, en países de Oriente Medio.

SÍNDROME RESPIRATORIO AGUDO COVID-19

El 31 de diciembre de 2019 fue la fecha en que la OMS tuvo la primera notificación sobre la existencia de un nuevo tipo de coronavirus, denominado SARS-CoV-2, que estaba produciendo casos de neumonía grave en la provincia china de Wuhan. Desde entonces, el virus se extendió por todo el mundo, dando lugar a la mayor pandemia que se recuerda desde la gripe española de 1918. Las cifras de infectados y fallecidos en todo el mundo fueron desoladoras siendo en términos absolutos el país más afectado Estados Unidos, seguido de Brasil y de India.

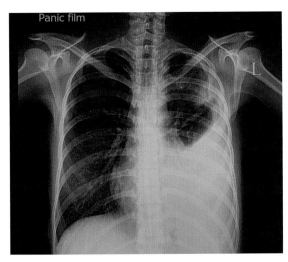

Radiografía de los pulmones de un paciente de neumonía causada por coronavirus.

TRANSMISIÓN

Las primeras infecciones por este virus se relacionan con un mercado de animales vivos que se vendían como alimento en Wuhan, China, lo que sugiere que, igual que en otros coronavirus, la transmisión se produjo desde esos animales a los seres humanos. La transmisión persona a persona es, principalmente, a través de las gotitas respiratorias y los aerosoles que proceden de una persona infectada y son transportados por el aire. También se puede contraer la infección al tocar con la mano algún objeto o superficie que contenga el virus y luego poner en contacto esa mano con la boca, la nariz o los ojos. El elevado índice de propagación de este virus y la dificultad de controlar el brote pandémico se debe, entre otros factores, a que la transmisión también se produce a partir de casos asintomáticos y de infectados que aún no han desarrollado los síntomas de la enfermedad.

SINTOMATOLOGÍA

Los síntomas más habituales son fiebre, tos seca y cansancio. Además, muchas personas desarrollan también algunos de los siguientes: pérdida del gusto o el olfato, congestión nasal, conjuntivitis (enrojecimiento de los ojos), dolor de garganta, de cabeza, muscular o articular, erupciones cutáneas, náuseas o vómitos, diarrea, escalofríos y vértigo. Estos síntomas pueden manifestarse de forma más o menos leve y desaparecen entre dos y 14 días después.

Hay casos en los que la enfermedad desarrolla un cuadro grave y la sintomatología incluye disnea o dificultad respiratoria, pérdida de apetito, confusión, dolor u opresión persistente en el pecho y fiebre por encima de 38 °C. Con menos frecuencia, pueden aparecer otros síntomas como irritabilidad, ansiedad, merma de la conciencia, a veces asociada a convulsiones, depresión, trastornos del sueño y complicaciones neurológicas muy graves. El riesgo de cuadro grave aumenta en personas mayores de 60 años y en las que padecen otros trastornos médicos, como diabetes, enfermedades cardiacas, pulmonares, renales o hepáticas, obesidad, hipertensión o inmunodepresión. Hay ciertas complicaciones muy graves que pueden llevar a la muerte, como son insuficiencia respiratoria, síndrome de dificultad respiratoria aguda, septicemia y choque septicémico, tromboembolia y/o insuficiencia multiorgánica, incluidas las lesiones cardíacas, hepáticas y renales.

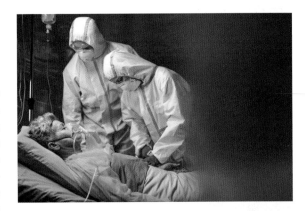

Entre las personas que desarrollan síntomas, la mayoría (alrededor del 80 %) se recupera de la enfermedad sin necesidad de recibir tratamiento hospitalario. Aproximadamente el 15 % desarrolla una enfermedad grave y requiere la administración de oxígeno y el 5 % llega a un estado crítico y precisa cuidados intensivos.

Otra posible complicación es la persistencia de algunos síntomas, como fatiga y trastornos respiratorios y neurológicos, entre las personas que han padecido la COVID-19, tanto si han necesitado atención hospitalaria como si no la han precisado.

DIAGNÓSTICO

En la mayoría de los casos, el diagnóstico se establece a partir de una prueba molecular para detectar la presencia del SARS-CoV-2 en el organismo. La más frecuente es la de la reacción en cadena de la polimerasa (PCR), para la que se recogen muestras en la nariz o la garganta. Estas pruebas se utilizan para confirmar una infección activa.

Las llamadas pruebas de diagnóstico rápido detectan la presencia de las proteínas del virus, es decir, los antígenos. Aunque el resultado de estas pruebas es más rápido, suelen ser menos precisas que las anteriores; funcionan mejor cuando hay más virus circulando en la comunidad y cuando las muestras se toman durante la fase más infecciosa de la misma. Si se tiene la sospecha de que se ha pasado la enfermedad, aunque haya sido sin síntomas, conviene hacerse una prueba serológica de anticuerpos. A partir de una muestra de sangre, se detectan los anticuerpos que ha generado el organismo como defensa a la infección.

MEDIDAS PREVENTIVAS

En cualquier pandemia, resulta vital controlar la difusión del virus. Por eso, las medidas preventivas adquieren gran importancia.

1. **Lavado de manos** frecuente con agua y jabón, al menos durante 20 segundos, especialmente después de ir al baño, antes de comer, después de toser, estornudar o sonarse la nariz, al tocar elementos fuera del hogar y al regresar a casa desde la calle. No tocarse los ojos, la nariz o la boca con las manos sin lavar.

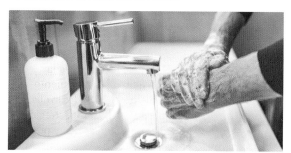

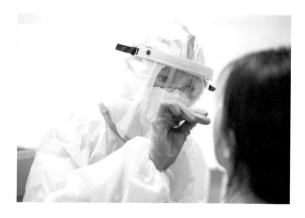

Las pruebas diagnósticas moleculares, como la PCR, detectan directamente el material genético del virus desde las primeras fases de la infección. Si el resultado es positivo, indica que la persona está infectada, aunque no presente síntomas.

2. Como medida complementaria y también si no se dispone de jabón para el lavado de manos, usar un **desinfectante** de base alcohólica que contenga, al menos, un 60 % de alcohol.

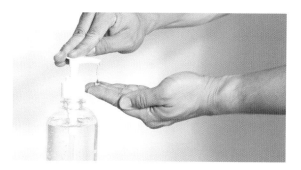

3. Usar **mascarilla** facial siempre que se esté en lugares públicos, cerca de otras personas que no sean convivientes y, por supuesto, cuando se esté enfermo. En todos estos casos y, aunque se lleve puesta la mascarilla, mantener una distancia de seguridad de, al menos, dos metros.

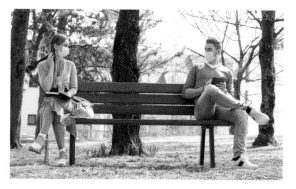

4. **Cubrirse la boca** con el codo o un pañuelo desechable al toser o estornudar e introducir el pañuelo dentro de una bolsa cerrada antes de tirarlo a la basura.

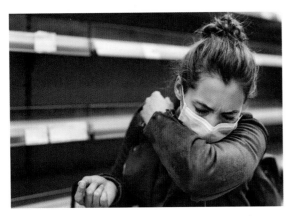

5. **Limpiar y desinfectar** con frecuencia los objetos y superficies que se tocan a menudo, utilizando para ello un aerosol de limpieza que contenga alcohol o lejía diluida.

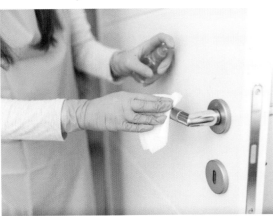

6. **Ventilar** frecuentemente el hogar o el espacio de trabajo, creando una corriente natural del flujo del aire.

7. **Evitar los espacios cerrados,** congestionados o las aglomeraciones de gente que entrañen contactos cercanos.

8. Reunirse preferentemente al **aire libre**.

En caso de estar infectado o haber mantenido contacto con alguien que lo esté, hay que aplicar otras medidas, como el aislamiento o la cuarentena. El aislamiento se aplica a las personas que presentan síntomas de COVID-19 o que han dado positivo en

la prueba de detección del virus. Ese aislamiento obliga a permanecer separado de otras personas, bien en el propio domicilio o en un centro médico donde se pueda recibir atención clínica. Si la persona tiene síntomas, debe permanecer aislada durante al menos 10 días, a los que hay que añadir otros tres días sin síntomas. Si la persona infectada no presenta síntomas, debe permanecer aislada durante 10 días a partir del momento en que haya dado positivo en la prueba.

TRATAMIENTO Y VACUNAS
Todavía no existe ningún tratamiento específico para la COVID-19, aunque se han aplicado algunos que han dado buenos resultados en los casos más graves, pero se sigue investigando en ese aspecto. A finales de 2020 y en 2021 se desarrollaron vacunas contra la COVID-19 y se comenzó la vacunación universal.

SARS-COV-2

TIPO DE AGENTE INFECCIOSO
Grupo: Virus.
Familia: *Coronaviridae*.
Género: *Betacoronavirus*.
Genoma: ARN lineal formado por una sola cadena.

ENFERMEDAD
Síntomas: fiebre, tos seca y cansancio; además, pueden aparecer otros síntomas secundarios; en los cuadros más graves, disnea o dificultad respiratoria, pérdida de apetito, confusión, dolor u opresión persistente en el pecho.

Transmisión: principalmente por el aire a través de las gotitas respiratorias y los aerosoles de un infectado; también por contacto con objetos o superficies contaminados.

PREVENCIÓN Y TRATAMIENTO
Vacuna: a lo largo de 2021 las principales Agencias del Medicamento y la OMS aprobaron varias vacunas.

Tratamiento: ninguno específico.

DISTRIBUCIÓN
Mundial.

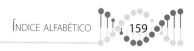

ÍNDICE ALFABÉTICO